大人の発達障害と映画で知る関連疾患

竹内リエ
TAKEUCHI RIE

Adult Developmental Disorders and Related Diseases Learned from Movies

文芸社

プロローグ　大人の発達障害ってどんなもの？

もしかして、発達障害？

仕事でミスばかりしてしまう。人間関係がうまくいかない。

そんな悩みから、「自分はもしかしたら、発達障害かも？」と感じている人は少なくないようです。実際、そうした理由でメンタルクリニックを受診する人は増えています。

発達障害というと、子どものものというイメージが強いかもしれませんが、大人になってからそうとわかるケースも多く、「大人の発達障害」も注目されているのです。

発達障害とは、生まれつき脳の機能に偏りがあり、日常生活に困難が生じる状態のことです。先天的なものであって、家庭環境や親の育て方、本人の心の問題に起因するものではありません。

知能の遅れを伴うケースもありますが、伴わないケースも多く、大人の発達障害はほぼ後者です。発達障害には、おもに3つのタイプがあります。

・対人コミュニケーションの困難や強いこだわりがある「自閉スペクトラム症（ＡＳＤ）」
・不注意や多動、衝動的な行動がある「注意欠如・多動症（ＡＤＨＤ）」
・「読み」「書き」「計算」などが極端に苦手な「学習障害（ＬＤ）」

それぞれの特性は重なるところがあり、複数のタイプを併せ持っているケースもあります。

大人の発達障害は、ほとんどがＡＳＤかＡＤＨＤ、もしくはその併存です。

発達障害の特性の現れ方や程度には個人差があります。特性があっても支障なく社会に適応できている人もいます。発達障害の特性があり、なおかつ社会で生きづらさを抱えている場合に、発達障害と診断されます。

発達障害の人はどれくらいいるのでしょうか。２０２２年に文部科学省が行った調査によれば、発達障害の可能性がある小中学生の割合は８・８％。つまり、35人のクラスに３人ほど存在しているということになります。

発達障害の特性は大人になっても持続するため、大人における割合もほぼ同程度と考えられます。また、発達障害は女性より男性に多い傾向があり、ＡＳＤでは男児の有病率は女児のおよそ2倍ともいわれています。

日本では２００５年に発達障害者支援法が施行され、発達障害という概念が広く知られるようになりました。最近では、「発達障害」に代わって「神経発達症」という呼び名が使われることもあります。

なぜ大人になってわかるのか

他人とコミュニケーションがとれない、まったくじっとしていられないなど、特性の程度が重く、知的障害もあり、子どものうちから療育などを受けている。「発達障害」と聞いて多くの人が思い浮かべるのは、そのようなケースではないでしょうか。

大人になってから発達障害と診断される人の多くは、そうしたイメージとは異なります。特性は軽度で、正常もしくはそれ以上の知的能力があり、通常の社会生活を送っている人が少なくありません。

特性の程度が軽く、知的障害を伴わないケースでは、幼少期から学生時代にかけては特性があまり目立たず、本人も周囲も発達障害とはなかなか気づきません。

子どものうちは、たとえば不注意で忘れ物が多くても、親が代わりに用意してくれるなど、周囲の大人がフォローしてくれます。学校でも勉強ができていれば、人づきあいが苦手でも、多少変わった行動があっても、問題になることは少ないでしょう。

独特なコミュニケーションや、遅刻が多いなど特性ゆえの行動も、家族や学校の友達など限定的な人間関係の中では許容され、「個性」として認められることもあります。

ところが大人になり、社会に出ると、さまざまな不適応が生じ、それまで目立たなかった特性が顕在化してきます。

就職すると、より高度で複雑なコミュニケーションが求められるようになります。社内外のさまざまな立場の人とやりとりをしなければならず、場の空気を読む、周囲に合わせるといったことも必要になります。

仕事でも、計画を立てて複数の業務を効率よく処理する、他人と協力して問題を解決するなど、苦手なことを要求されます。

不注意でケアレスミスが多くても、学生時代までは、さほど問題になることはありません。しかし仕事では、大きな損失につながりかねず、上司に叱責されたり、同僚から冷ややかな目を向けられたりすることもあります。仕事で失敗を重ねることで、気分が落ち込み、自己否定的になって苦しむことにもなります。

また、人とのコミュニケーションがうまくできないために、職場で孤立してしまうなど、人間関係で悩むケースも目立ちます。

こうしてさまざまな困難を抱えることにより、発達障害と診断されるに至ります。

それまでに積み重なったストレスなどにより、二次的にうつ病や不安障害などの精神疾患を発症するケースもあり、そこが大人の発達障害で注意が必要な点といえます。

発達障害の特性は、仕事や生活で求められる役割が変化したとき、表面化しやすくなります。たとえばエンジニアなど、専門性の高い仕事で能力を発揮していた人が、管理職となり、部下の指導や組織のマネジメントを担うようになると、困難が生じ、発達障害と気づくことがあります。

また、結婚後に家庭内でのコミュニケーションのトラブルから、本人あるいはパートナーが発達障害に気づき、受診に至るケースもみられます。女性の場合、妊娠・出産、育児を契機に、特性が表面化する場合もあります。

自分の子どもに発達障害の傾向があり、発達障害について調べていくうちに、自分自身も発達障害の特性があることに気づくというケースもあります。

大人の発達障害は増えている？

最近「大人の発達障害が増えている」とよくいわれますが、実際のところはどうなのでしょうか。

大人になって「発達障害かもしれない」と、クリニックなどを受診する人の数は、たしかに増えています。

ただ、そこには近年、発達障害に関する知識や情報が広まったことにより、多くの人が「自分もそうなのでは」と気づきやすくなった、という要因もあるため、単純に受診する人が増えているからといって、大人の発達障害が以前より増えているともいえません。

前述のように、発達障害は生来のもので、大人になってから発症するものではありません。したがって、発達障害のある大人がいきなり増える、ということはあり得ません。

では、子どもの発達障害は増えているのでしょうか。

アメリカで行われた調査では、子どものASDとADHDの有病率は、ここ20年ほどの間にいずれも増加しているという結果が出ています。

ただ、この期間に診断基準が変化したことにより、発達障害と診断されるケースが増えた可能性などもあり、発達障害の子どもが本当に増えているのかどうかについては、まだ結論が出ていない状況です。

日本でも、発達障害と診断される子どもの数は増えているとみられています。それもまた、発達障害に関する知識が広まったことにより、以前であれば「少し落ち着きのない子」などと判断されていたような子どもに対して、周囲の大人が「発達障害ではないか」と考え、受診させるケースが増えていることなどが関係していると思われます。

一方で、遺伝子変化により生物学的に発達障害の子どもが増えているとする説もあります。そこには高齢出産や父親の高齢化が影響しているといわれています。

結局、発達障害そのものが増えているのかどうかは、まだはっきりとわかっていません。

発達障害のある人の数自体は、以前からそう大きく変わってはいないのではないかと、私は考えています。

かつて、大多数の人が農業などの第一次産業に従事していた時代や、その後工業化が進んだ時代には、農作業や工場の生産ラインなどで、膨大な単純労働が必要とされていました。

発達障害のある人は、単純作業を得意とする人も多く、そうした仕事が多かった時代には、職場で困難を抱えることは比較的少なく、特性が目立ちにくかったのではないかと思われます。

その後、機械化やさらにはＩＴ化が進んだことにより、現代では単純労働のほとんどが機械やＡＩに取って代わられる一方で、人間が行う仕事は圧倒的に高度化、複雑化しています。

複数の業務を並行してこなすマルチタスクは当たり前で、ＩＴスキルや高度なコミュニケーションスキルなど、いくつものスキルを持つことが求められます。こうした仕事環境は、発達障害のある人には厳しいものです。

このような社会の変化により、大人の発達障害が、増えたというより顕在化しやすくなったのではないかと考えています。

また、発達障害の診断がつくほどではないものの、発達障害の特性を持っていて、そのために困難を抱えている人も、相当数存在すると考えられます。

自分や身近な人が「発達障害かもしれない」と感じたとき、あるいはそうであるとわかったとき、その生きづらさを軽減するうえでまず必要なのは、発達障害やその特性についてよく知ることです。

その入り口となるものの1つが映画です。ダスティン・ホフマン主演の『レインマン』などの映画によって、はじめて発達障害というものについて知ったという人もいることでしょう。

この本では、大人の発達障害について知っておきたいことをお伝えするとともに、さまざまな映画を題材に、発達障害や関連する疾患について、さらに一歩踏み込んでお話ししていけたらと思っています。

この本が大人の発達障害についての理解を深め、日々をより生きやすくする助けとなれば幸いです。

目次

第1章

大人の発達障害、2つのタイプ

自閉スペクトラム症（ASD）とは

大人の発達障害のおもなタイプの1つが、「自閉スペクトラム症（ASD）」です。スペクトラムとは「連続体」という意味で、特性の程度が重い人から軽い人まで存在します。最も重いのが、古くから「自閉症」とされてきたケースで、多くは知的障害を伴います。一方、単に空気の読めない人や、人づきあいが不得手な人を指すものと誤認されることもある「アスペルガー症候群」（精神疾患の国際的な診断基準・診断分類の第4版、DSM－4での診断基準でそう呼ばれていた）は、ASDの最も軽度なケースに当たります。

ASDのおもな特性は2つあります。

1つは「対人関係、社会的コミュニケーションの障害」です。

人の気持ちを読み取るのが苦手で、空気の読めない会話や、場にそぐわない言動をする、会話のキャッチボールがうまくできない、自分の興味のあることを一方的に話し続けてしまうといったことがあります。

相手とあまり目を合わせられず、視線や表情、身振りなど、非言語の手段によるコミュニケーションが苦手で、相手のそうしたサインを読み取ることも困難です。

また、いわゆる「行間を読む」ことが不得手で、言葉の表面的な意味にとらわれてしまうため、冗談や比喩、抽象的あるいは婉曲《えんきょく》的な表現、持って回った言い回しなどが理解しにくい傾向があります。

もともと人との交流や、他人そのものに対する関心が極度に低いケースもみられます。そのため、コミュニケーションが苦手で人づきあいが少なかったり、学校や職場で孤立したりしても、それほど苦痛を覚えず、むしろひとりで過ごすことを好む人も少なくありません。

このような特性は、「心の理論」と呼ばれる、他者の心理状態を推測する能力が十分に発達していないためとする研究もあります。

有名なのが「サリーとアンの課題」というテストです。

（1）サリーとアンが同じ部屋にいる
（2）アンがボールを「かご」に入れ、部屋を出ていく
（3）アンがいない間にサリーが、ボールを「かご」から出し、「箱」に入れる
（4）部屋に戻ってきたアンは、「かご」と「箱」のどちらからボールを出そうとするか？

という問題です。他者（ここではアン）の視点に立って考えることができれば、「かご」と正しく答えることができますが、ＡＳＤの子どもは「箱」と回答する傾向があります（※定型発達の子どもたちは4～6歳で正解することが多い）。

ＡＳＤの人は、他人の感情や状況などを「察する」「想像する」ことが苦手なために、まわりの人からは共感性や協調性に欠けると判断されてしまうことが多々あります。

もう1つの特性が「限定された反復的な行動」です。

興味の対象が限られていて、特定のものやことに強いこだわりを示す傾向があります。

繰り返しを好み、朝、起きてから出かけるまでの準備の手順、ものを食べる順序、駅までの道順など、決まった行動パターンに強迫的にこだわることがあります。

同じ服や同じ食べ物、同じ場所に固執する、同じ音楽を聴く、同じ映画の特定の場面を繰り返し観るといった行動もみられます。

変化を嫌い、急な予定の変更などがあると強い不安を覚え、適応できないこともあります。

こういった反復的行動（こだわり行動）は、強迫症状と類似しており、強迫性障害との鑑別が必要となります（37ページ参照）。

また、前記の中核的な2症状以外に「聴覚や視覚、触覚など感覚の過敏さ（または鈍感さ）」があります。

聴覚が敏感で、特定の高音が苦手という人や、周囲の音が全部耳に入ってきてしまうため、会話している相手の言葉が聞き取りにくいという人もいます。

視覚が敏感で強い光が苦手、触覚が敏感で特定の衣類しか身につけられない、嗅覚が敏感で、芳香剤が使われている場所にいられないといったケースもあります。ほかにも味覚が敏感で特定のものが食べられず、偏食傾向がある場合もあります。

また、診察の際に特徴的な話し方をすることが多くみられます。必要以上に大きな声で話す方や、抑揚のない一本調子、まるでロボットのような特徴的な話し方をします。

診断基準には入っていませんが、臨床上重要な症状が「フラッシュバック」です。ＡＳＤの人は記憶機能の亢進《こうしん》、あるいは過剰さを示します。そのため、過去の記憶が異常に詳細に想起されてくることがあります。不快な記憶が再生されたり、それに気がとられて目の前のことに集中できなくて困ったりすることがあり、心理的な苦痛となることがあります。詳しくは鑑別診断であるＰＴＳＤ（心的外傷後ストレス障害）（39ページ参照）や統合失調症の項（34ページ参照）で供述します。

ＡＳＤの人の中には、驚異的な記憶力や計算能力など、突出した才能を示す「サヴァン症候群」と呼ばれるケースの人がいます。

一度見ただけの光景を詳細に描写することができたり、すさまじい速さで膨大な数字の暗算を行ったり、ある特定の日付が何曜日であるかを瞬時に答えることができたりする人たちです。

発達障害のある人が受けやすい誤解の1つに、「何か特異な才能があると思われる」というものがありますが、それはこのサヴァン症候群のイメージが影響しているものと思われます。

注意欠如・多動症（ＡＤＨＤ）とは

大人の発達障害のもう1つのタイプ、「注意欠如・多動症（ＡＤＨＤ）」のおもな特性は、「不注意」「多動・衝動性」の2つです。

「不注意」は、忘れものやなくしものが多い、人の話を集中して聞くことができない、気が散りやすい、ケアレスミスが多いといったことです。

たくさんのことから、何が大事で何が大事でないかを判断し、選択する脳の機能がうまく働かないため、ものごとの優先順位をつけて処理することが苦手です。

必要なものと不要なものの区別がつきにくいために、片づけが苦手な人も多く、部屋が乱雑だったり、ゴミをため込んでいたりするケースもよくあります。

目の前のことから意識がそれて、思考がさまよってしまう「マインドワンダリング」と呼ばれる現象もみられます。これは勉強や仕事に集中できないなどマイナス面もある一方で、クリエイティブな能力とも関わりがあるといわれています。

「多動・衝動性」の「多動」は、じっとしていられない、落ち着きがない、しゃべり過ぎるなどです。主に子どもに多くみられ、授業中などにじっとしていられず、立ち歩いてしまうことがあります。

また、「衝動性」は、子どもから大人にかけてみられる症状で、考えなしに行動してしまう、思ったことをすぐ口にする、衝動買いをしてしまうなどです。

人との会話で一方的にしゃべり続けてしまう、相手の話を聴こうとせず、相手が話し終えるのを待たずにかぶせて話してしまうといったことがあります。

ＡＳＤの人も、自分の興味のあることについて一方的に話す傾向があり、表面的な行動としては似ていますが、ＡＳＤの場合は他人の気持ちが読めないという特性によるものです。

それぞれの特性は、いずれかが強く現れるケースも、すべて現れるケースもあり、現れ方によって「不注意優勢型」「多動・衝動性優勢型」「混合型」の３タイプに分けられます。

一般的に、不注意優勢型は男性よりも女性に、多動・衝動性優勢型は女性よりも男性に多くみられます。尚、多動は大人になるにつれて、本人が自制することもあって目立たなくなる傾向があり、大人のＡＤＨＤは、ほとんどが不注意優勢型です。

多動・衝動性優勢型は、『ドラえもん』のキャラクターになぞらえて「ジャイアン型」とも呼ばれます。

落ち着きなく動き回る、衝動的でカッとなりやすく、乱暴な行いをすることもあるなど、「ジャイアン型」の子どもは、早い時期から特性が周囲の目につきやすく、多くは早い段階で診断に至ります。

一方、不注意優勢型の「のび太型」の子どもは、ぼーっとしていて忘れ物が多い、朝、起きられずに遅刻することが多い、授業や他人の話を聴いていない、居眠りが多いといったことはあるものの、比較的おとなしく、学校で問題になるような行動はあまりみられません。

そのため、不注意優勢型は子どものうちは見過ごされやすく、大人になってから不注意によって仕事や生活に影響が出るようになり、はじめてADHDであることに気づくケースが目立ちます。

ADHDの人は、幼少期から不注意などによる失敗体験が多いために、自己評価が低くなってしまうことも少なくありません。

また、衝動性の強いADHDの場合、成長にともなって破壊的行動が進展していくことがあり、この現象は「DBDマーチ（破壊的行動障害のマーチ）」と呼ばれます。

ADHDの攻撃性が強い子どもは、大人に対する過度な反抗や挑発がみられる「反抗挑戦性障害」と診断されることがあります。それが思春期には、社会的規範に対する問題行動がみられる「素行障害」にエスカレートし、さらに成人後は犯罪行為などにもつながる「反社会性パーソナリティ障害」にまで至るケースもあります。

2つのタイプの併存

ＡＳＤとＡＤＨＤ、両者の特性を併せ持っているケースは少なくありません。

両者の併存率についてはさまざまな調査が行われており、ＡＤＨＤと診断された人の約2割にＡＳＤの併存が認められたとする調査結果や、ＡＳＤの特性がみられる子どもの約半数がＡＤＨＤの特性を併せ持っていたとする調査結果もあります。

ただ、ＡＳＤとＡＤＨＤの特性の現れ方には共通する点が多く、両者の判別が難しい面があります。

そのため、ＡＳＤとＡＤＨＤの併存についても、見かけ上の類似によってそう判断されているケースが多々あり、真の併存は必ずしも多くないとする見方もあります。

両者が併存している場合でも、治療の方向性などに関わるため、どちらが優位であるかを見極めることが重要です。

どんな悩みや困りごとがあるのか

大人の発達障害の当事者が抱える悩みは、おもに「人間関係がうまくいかない」「仕事で支障が多い」の2点です。

まず、人間関係については、ASDやADHDの特性が以下のような形で現れることで、学校や職場などで人づきあいがうまくできず孤立したり、トラブルが生じたりしやすくなります。

■ASD

・人の目を見て話すのが苦手
・自分が興味のない話題ではまったく会話に参加しない反面、興味のあることだけを一方的に話し続けてしまう
・雑談ができず、人の話の輪に入ることができない

・悪気なく相手を傷つけることを言ったり、したりしてしまう
・集団行動が苦手で、人に合わせることができない
・「自分ルール」にこだわり、他人からは身勝手に映る行動をする

■ADHD
・時間を守れない、約束を忘れてしまう
・相手の話をちゃんと聴いていない。あるいは、最後まで聴かないうちに自分の話を始めてしまう
・しゃべり過ぎてしまい、自分でもわかっているのに止められない
・思いついたことをすぐ口にして失言する
・じっとしていなければいけない場面で席を立ったり、順番が待てなかったりする
・感情のコントロールが難しく、怒りを抑えきれず相手にぶつけてしまう

また、仕事で生じやすい困難には、以下のようなものがあります。

■ＡＳＤ

・自分のやり方や手順にこだわり、臨機応変に対応できない
・自分の興味のあることだけに集中して周囲が見えなくなる
・意味がないと感じたことは、必要な業務でも行おうとしないことがある
・完璧にできたと自分で納得するまで作業をやめられず、期限をオーバーする
・具体的でない指示や助言が理解できない
・想像することが苦手で、個別の作業がどう結びつくのかイメージできない
・チームの「暗黙のルール」を理解できず、共同作業をするのが難しい
・「ホウレンソウ（報告・連絡・相談）」が苦手
・音や光に過剰に敏感で、騒がしい場所や照明の強い場所では作業ができなかったり、疲れやすかったりする

■ＡＤＨＤ

・ケアレスミスを繰り返す
・重要な書類など、仕事で必要なものを忘れる、なくす
・大事な予定を忘れたり、遅刻したりする
・仕事の手順を覚えられない
・計画を立てて順序通りに仕事を処理していくことができない
・時間の管理が苦手で締切りを守れない
・電話対応で聞き漏れや聞き間違いが多い
・優先順位をつけられず、目についたものから手をつけて大事なことが達成できない
・衝動的に次々と作業を始めてしまい、処理しきれなくなる
・集中力が続かず脇道にそれやすいため、時間内に仕事を終わらせることができない
・整理整頓ができない
・まとめて簡潔に説明や報告ができない、メールの文章が長くなる

・興味のないことを始められない反面、興味のあることには過剰に集中する

発達障害のある人は、その特性のために、仕事で実際の能力に見合ったパフォーマンスが発揮できず、低い評価しか得られなかったり、叱責されたりすることが多くなります。

ちゃんとやらなければいけないと「わかっているのにできない」ことで、後悔して自分を責めてしまい、精神的に追い詰められるケースも少なくありません。

仕事上のトラブルから職場での人間関係が悪化し、結果的に退職を余儀なくされることもあります。

仕事や職場の人間関係に適応できないことから、ひきこもりの状態になってしまうケースもみられます。ひきこもりの状態にある人の約3割は、何らかの発達障害を抱えているともいわれます。

また、学校生活でも人間関係がうまくいかず、いじめを受けたり不登校になったりした経験がある人も少なくありません。それが失敗体験として心に刻まれ、大人にな

ってから心の病気につながることもあります。

加えて、家庭生活でもトラブルを抱えるケースがみられます。

ＡＳＤの人は、そもそも人との交流に関心が薄く、パートナーに対しても親密さに欠ける振る舞いが多かったり、「自分ルール」に従うことを求めたりすることがあります。ＡＳＤの夫が妻の話を聴こうとせず、コミュニケーションは常に一方的という関係もみられます。

また、ＡＤＨＤの人の衝動性が、パートナーや家族に対する暴言や、ときには暴力という形で出てしまうこともあります。

こうしたことから、発達障害の当事者というより、そのパートナーが精神的に不安定になりやすいという問題もあります。

第2章

さまざまな心の病気との関係

発達障害と見分けがつきにくい疾患

うつ病などの精神疾患の症状には、発達障害の特性の現れ方とよく似ているものがあります。そのため、診断にあたっては、発達障害と精神疾患を見分けること（鑑別）が重要になります。

根本的な違いは、発達障害は生まれつきのものであるのに対し、精神疾患はおもに思春期以降に発症するという点で、それが鑑別の一番のポイントとなります。

①ＡＳＤと見分けがつきにくい疾患――統合失調症、強迫性障害、ＰＴＳＤ、相貌失認

■統合失調症

幻覚や妄想などの陽性症状、感情の平板化、意欲低下、無為自閉などの陰性症状が

現れる統合失調症は、ＡＳＤと見分けにくい疾患で、ＡＳＤと併存することもあります。感情の平板化を伴う統合失調症とＡＳＤは、無表情に見えやすい点が共通しています。また、「自閉」という症状も共通していますが、両者の「自閉」の病態像は違っており、鑑別すべき点の1つとなっています。

統合失調症の「自閉」は、進行すると自分の世界に閉じこもり、他者とコミュニケーションをとらなくなることがあります。これは、外界に対する被害妄想的な警戒心や不安感から生じるものです。

これに対し、「自閉スペクトラム症」と呼ばれるＡＳＤの「自閉」は、周囲や他者への関心が薄いことから生じています。

2つ目の鑑別すべき点である「幻聴」は統合失調症でよくみられる症状ですが、ＡＳＤでも現れることがあります。

統合失調症の幻聴は多くの場合、正体不明の声であり、比較的長く続きます。悪口や命令されるような幻聴、複数の人が話し合っている幻聴が聞こえることが多いです。

ＡＳＤの人は、記憶機能が過剰なことにより、過去のつらい記憶が鮮明に保たれ、それがフラッシュバックすることがあります。その際、たとえば過去にいわれたひどい言葉などが、音声として聞こえてくることがあります。この場合は、それが誰の声であるかははっきりしており、数秒程度の音声であることが多いです。被害的な内容の幻聴ではない場合もあります。

統合失調症の人には被害妄想がみられますが、ＡＳＤの人にも被害的思考がみられることがあります。それは他人の心理状態を推測できず、他人が「なぜそのような行動をとるのか」が十分に理解できないことにより、被害的に受け止めてしまうことがあるためです。ただ、多くは一過性のもので、慢性的な被害妄想とは異なります。

統合失調症の症状である「自我意識の障害」はＡＳＤにはみられない症状です。自我意識の障害とは、自分自身と外の世界との境界が不明瞭になる状態です。行動や考えを誰かに支配されているように感じます。自分の考えが他人に伝わってしまうと感じる「思考伝播《でんぱ》」、他人の考えが吹き込まれていると感じる「思考吹入《すいにゅう》」、自分の考えを他人に吸い取られてしまうと感じる「思考奪取」などを認めます。

■強迫性障害

強迫症状によって、日常生活に支障をきたす疾患です。強迫症状には「強迫観念」と「強迫行為」があります。

「強迫観念」とは、不要とわかっていても頭に浮かんで離れなくなる考えのことです。たとえば、家を出たあと「火の元の確認や家の戸締まりをきちんとしただろうか？」という考えが浮かんで不安を感じ、「きちんとしたはず」「そんなことを考えるのはおかしい」と思いながらも、不安を抑えられなくなります。

「強迫行為」とは、「強迫観念」に基づいて何度も同じ行為を繰り返してしまうことです。火の元や戸締まりが気になり、それが不合理な行いだと理解していながら、外出途中で確認のために家に引き返すといった行為で、それをしないと一層不安が強くなります。

このような「やり忘れに対する不安からの行為」のほかに、「汚れを取り除くために手洗いや掃除をする」「誰かに危害を加えたかもしれないという不安（加害恐怖）により、周囲の人に確認する」「不吉な数字・幸運な数字などのレベルを超えた数字へのこだわり」「整理整頓（食器類や職場のものを決まったパターンで並べる）」といった強迫行為があります。

同じものを同じ場所に置くことにこだわる、毎日決まった時間に決まった行動をするなど、習慣にかたくなにこだわる、作業などを完璧に行うことにこだわる、洗浄や掃除を執拗《しつよう》に行う、数を数えることに執着するといった、ＡＳＤの「反復的行動（こだわり行動）」は、この強迫性障害の「強迫行為」と似ています。

異なるのは、強迫性障害では多くの場合、自分の行為が不合理であることを理解しているという点です。こんなことをするのはおかしいとわかっていながらも、不安や苦痛を軽減するために、強迫行為に及んでしまうのです。

これに対し、ＡＳＤのこだわり行動は、自分のルールとして行っているもので、多くの場合、不合理性は意識されません。

また、ＡＤＨＤでは、不注意の特性による忘れ物などが多いために、失敗しないよう強迫的に持ち物の確認をするケースなどがみられます。

■PTSD（心的外傷後ストレス障害）

生命を脅かすような強烈な体験をしたことで、時間が経ったあともその体験がフラッシュバックして、強い不安や緊張を感じる疾患です。

ちなみにPTSDの3大症状として、解離性フラッシュバックや悪夢といった「再体験症状」の他、トリガーとなる思考や感情、状況を回避する「回避麻痺症状」、過度の警戒心や過剰な驚愕《きょうがく》反応を示す「過覚醒症状」があります。

前述したとおり、ASDでは記憶機能が優秀であるがゆえ、過去のつらい記憶も細部まで事細かに保持されます。同じシーンが繰り返し生々しい映像としてフラッシュバックすることがあり、体験当時に逆戻りしたかのような感覚が生じることから、「タイムスリップ現象」とも呼ばれます。

ASDのフラッシュバックの元となる体験は、PTSDのように必ずしも生死に関わるようなものではなく、いじめにあった経験や日常生活での失敗など多様です。

ASDやADHDなど発達障害の子どもは、その特性から幼少期に育てにくい子どもである場合も多く、また親がASDであることもあり、子どもが虐待を受けるケースも多々あります。学校では浮いてしまう存在であり、いじめを受けることも多いです。

２０１８年に改訂されたＩＣＤ－11（国際疾病分類第11版）には「複雑性ＰＴＳＤ」という項目が新たに加えられました。従来のＰＴＳＤは「単純性ＰＴＳＤ」と呼ばれています。

「単純性ＰＴＳＤ」は戦争や天災、テロリズム、レイプなど、ほとんど誰にでも苦痛をもたらす出来事を経験したあとに起こり、「複雑性ＰＴＳＤ」は、（性的）虐待、家庭内暴力、組織的いじめなどを繰り返し持続的に受け続けた後に起こります。２０２１年に小室眞子さんが「複雑性ＰＴＳＤ」と診断されたことについて、いろいろな意見が出たことは記憶に新しいかと思われます。

「複雑性ＰＴＳＤ」のフラッシュバックとＡＳＤのフラッシュバックが混じり、病態が複雑化する場合もあります。「複雑性ＰＴＳＤ」はトラウマ関連障害に含められることが多く、詳しくは後述します（46ページ参照）。

ＰＴＳＤの解離性フラッシュバックと、ＡＳＤのフラッシュバックが似ているため、患者のフラッシュバックの内容を把握することが重要になります。

■相貌失認

脳機能の障害により、人の顔が覚えられない、わからないという症状で、失顔症とも呼ばれます。すべての人の顔が同じように見えてしまい、個人の識別が難しくなります。１００人に２人がこの障害を持つといわれています。

有名人では、２０２２年にブラッド・ピット氏が相貌失認かもしれないと告白しています。

相貌失認は先天性相貌失認と後天性相貌失認に分かれ、先天性相貌失認は遺伝子の問題が多いです。後天性相貌失認は頭部外傷、脳腫瘍、脳血管障害などのあとに起こることが多く、側頭葉や後頭葉といった人の顔を認識する領域の機能障害と考えられています。

ＡＳＤでも、人の顔を認識するのが難しいというケースがあり、映画の登場人物の顔が認識できないため、映画が見られないという人がいます。

相貌失認とＡＳＤでは、いずれも目や鼻など個別のパーツは認識できるものの、顔全体として把握することができないという点が共通しています。

異なる点としては、相貌失認は大脳における人の顔を認知するプロセスの障害といわれていますが、ＡＳＤは他人に対する興味があまりないために、人の顔を覚えづらい傾向があると考えられている点です。

②ＡＤＨＤと見分けがつきにくい疾患――双極性障害、境界性パーソナリティ障害

■双極性障害（双極症）

従来は双極性障害と呼んでいましたが、ＩＣＤ－11の改訂に伴い日本では、２０２２年１月から双極症と呼ばれるようになりました。

気分の高揚、活動性の増加、睡眠要求の低下などをきたす「躁《そう》状態」と、抑うつ気分、意欲低下など「うつ状態」を繰り返す疾患です。ＤＳＭ－５（精神疾患の国際的な診断基準・診断分類の最新版）によると双極症と診断するには、躁状態は１週間以上、軽躁状態は４日以上、うつ状態は２週間以上の持続期間が必要です。ＡＤＨＤは

1日のうちでなど短期間の気分変動であることが多いです。

躁状態は、ＡＤＨＤの多動や衝動性と見分けがつきにくいことがあります。また、うつ状態では不注意や考えのまとまりのなさが生じることがあり、その点もＡＤＨＤの不注意の特性と似ています。

発達障害と併存することもあり、ＡＤＨＤの人は双極性障害を発症しやすいといわれています。アメリカで行われた調査では、ＡＤＨＤの成人の約21％に双極性障害が併存することが報告されています。

■境界性パーソナリティ障害

絶えず空虚感があり、他者から見捨てられる不安などから、対人関係でさまざまな問題を引き起こすことがある疾患です。衝動的な自傷行為や、不適切で激しい怒りなどの症状がみられます。

ＡＤＨＤでも、衝動性によって自傷行為を繰り返すケースがみられますが、境界性パーソナリティ障害の自傷行為は、それによって他者を心理的に操作する意図があり、その点が異なります。

③ASD、ADHD両方において見分けがつきにくい疾患――トラウマ関連障害、うつ病

■トラウマ関連障害

①愛着障害

多くの乳幼児は生後6~7か月になると、母親が部屋から出ていくと泣くようになります。ほかの人がいくらあやしても泣きやまないのにもかかわらず、母親が受け取るとすぐに泣きやむというような行動を示すようになります。

これは乳幼児が、母親という特定の人に対して特別な感情を抱くようになったということです。このような特定の情緒的な結びつきをアタッチメント（attachment）といいます。日本語訳としては「愛着」という用語が定着しています。生後6か月から生後1歳半くらいまでが、愛着形成にとって、もっとも重要な時期とされます。

養育者との間に愛着が形成されると、子どもは甘えることができるようになります。人との信頼関係ができ、人を信用できる大人に成長します。

また、子どもは自分の要求を伝えたり、相手から要求されたことを受け入れたりするようになり、表現力やコミュニケーション能力が向上します。

さらに、子どもは知らない世界に飛び出していく際、養育者を安全基地として、心理的な安心感を得て、積極性やストレス耐性を身につけていきます。

しかし、前述のような養育者との愛着形成がうまくいかないと、ＡＳＤやＡＤＨＤに似た症状が大人になるにつれて出てくることがあります。

養育者に虐待や無視などを受けた「反応性愛着障害」、里子に出される、施設に入る、親が何人も変わるなど養育者の頻繁な変更が原因の「脱抑制性愛着障害」がありますが、小児期を中心にした疾患概念であり、実際に虐待や頻繁な親の変更を受けていても診断に至る子どもは10％に満たない場合も多いです。

「反応性愛着障害」は、人と交流が少なく、感情を最小限しか表さないタイプであり、将来的には人に頼ることが苦手、相手の目を気にしすぎて、本音でコミュニケーションをしづらい人になる可能性があります。ＡＳＤの症状との類似がみられます。

「脱抑制性愛着障害」は、人に対して過度になれなれしく、積極的に関わろうとするタイプであり、人見知りせずにべったり抱きつくなど、人に依存するなどの傾向がみられるようになります。ＡＤＨＤの特性との類似が認められます。

②複雑性ＰＴＳＤ

ＰＴＳＤの項では、ＡＳＤのフラッシュバックと、ＰＴＳＤのフラッシュバックの鑑別について述べました（39ページ参照）。従来のＰＴＳＤを「単純性ＰＴＳＤ」と呼ぶのに対して、（性的）虐待、いじめなどのトラウマを負った際、ＡＳＤやＡＤＨＤと似た症状が出やすくなるものを、「複雑性ＰＴＳＤ」と呼びます。

ＰＴＳＤの３大症状は、解離性フラッシュバックや悪夢などの「①再体験症状」、トリガーになる思考、感情、状況などを回避する「②回避麻痺症状」、過度の警戒心や過剰な驚愕反応を示す「③過覚醒症状」です。

それに加えて、ＤＳＯ（Disturbance of Self Organization）と呼ばれる自己組織化の障害である「④感情制御困難」「⑤否定的自己概念」「⑥対人関係障害」の３症状、合計６症状を満たすことで、複雑性ＰＴＳＤと診断されます。

研究によっては、確定診断に至る症例は少ないともいわれています。

③発達性トラウマ障害

オランダの精神科医、ヴァン・デア・コークが２００９年に、ＤＳＭ（精神疾患の国際的な診断基準・診断分類）に採用されるように働きかけた概念ですが、残念ながら２０１３年に改訂された最新版のＤＳＭ－５には採用されませんでした。

「複雑性ＰＴＳＤ」と比較すると、ＰＴＳＤの①～③の３症状のうち少なくとも１つ、ＤＳＯと呼ばれる自己組織化の障害である④～⑥の３症状を満たし、社会（学校）や家庭など２つの領域での機能障害がみられると「発達性トラウマ障害」の可能性があると考えられます。「発達性トラウマ障害」は思春期までを対象としますが、全年齢を対象とした「複雑性ＰＴＳＤ」よりも診断基準がゆるくなっています。

「愛着障害」「複雑性ＰＴＳＤ」「発達性トラウマ障害」は、いずれも（性的）虐待やいじめによるトラウマから発生する場合があり、ＡＳＤやＡＤＨＤに類似した症状をきたします。人格障害の診断に通じる場合もあります。

ＤＳＭ－５に記されている「愛着障害」は、生後９か月から小児期までの診断基準であり、ＩＣＤ－11に採用された「複雑性ＰＴＳＤ」は、診断に必要な６項目を満たすのは困難な場合が多いため、国際的な診断基準には採用されていない「発達性トラウマ障害」の項目にあてはまっているかどうかを検討することが、簡易であり実践的であるかもしれません。

■うつ病

一日中気分が落ち込む、何ごとにも意欲がわかず楽しめないなどの症状が続く疾患です。

うつ病の意欲低下による表情の変化の乏しさは、ＡＳＤと混同されやすい点です。また、不注意によるミスや物忘れ、集中力の低下、不安や焦燥感などは、うつ病とＡＤＨＤに共通してみられます。

後述するように、発達障害の特性による不適応からストレスを抱え、二次的にうつ病を発症するケースも多くみられます。

発達障害と併せ持つことが多い疾患

発達障害があり、さらに別の精神疾患を抱えることを二次障害といいます。

ＡＳＤやＡＤＨＤの人は、人間関係や仕事でうまくいかないことが多く、気分の落ち込みや不安などから、二次障害を発症するケースが少なくありません。

また、さまざまな依存症や摂食障害を合併するケースもみられます。

■適応障害（抑うつ状態）

仕事などストレス源がはっきりしている場面において、抑うつ気分や不安症状をきたす状態です。しかし、適応障害（抑うつ状態）は、仕事の場面では症状が現れやすい一方、趣味や遊びの場面では比較的元気に過ごせるため、「甘えている」「怠けている」ように見えることがあります。

適応障害とうつ病との違いは、うつ病は一日中気分が落ち込んでおり、何をしていても楽しくない状態が2週間以上続きます。うつ病の場合、自分がしたことが悪いという「罪悪感」を抱きやすいですが、適応障害には「罪悪感」があまりありません。

適応障害から、うつ病に移行することもあります。

適応障害や、うつ病の診断を受けた人が、治療の過程で大人の発達障害とわかることも珍しくありません。うつ病の薬で効果がみられなかった人に、ADHDの薬が効き、症状が改善されたという例が、実は少なからずあります。この場合、もともとADHDがベースにあり、二次的にうつ病を発症していたと考えられます。適応障害の診断を受け、薬物療法を受けることができず、医療機関をたらい回しにされていた人が、実は発達障害であった例もあり、発達障害に対する薬物療法で社会復帰したという経験もあります。

■不安障害

過度な不安を感じて日常生活に支障をきたす疾患であり、主に昔でいう「神経症」の一部に該当する概念です。不安を抱く事柄や状況が特定されているものを「恐怖症」といいますが、代表的なものが、人に見られていると感じる状況で過度の不安を感じる「社交不安障害（社会恐怖、対人恐怖）」です。こちらはかつての「社会神経症」に該当します。

そのほか、不安障害には日常のあらゆることに漠然と不安を感じる「全般性不安障害」、突然激しい不安や恐怖に襲われ、動悸《どうき》やめまいがするパニック発作を繰り返す「パニック障害」などがあります。この2つはかつての「不安神経症」に該当します。

発達障害の人は、「自分はまた失敗するのではないか」「周囲の人から叱責されたり、拒絶されたりするのではないか」という不安が常につきまとっていることが多いこともあり、二次障害として不安障害を発症するケースも多く、併存症の第1位です。ASDの約40％、ADHDの25～50％に不安障害が併存し、その割合は健常者の約2～4倍といわれています。

神経症的な「社交不安障害」（社会恐怖）は、パフォーマンス不安（あがり症）に近いものですが、ASDの「社交不安障害」は対人恐怖、とくに視線恐怖に近い印象です。そのため、人混みや大勢の人の中に入ることが困難であったり、街を歩くときにサングラスが欠かせない人もいます。

また、神経症的な「社交不安障害」（社会恐怖）は他人の評価を気にして社交状況で機能障害を起こすのに対し、ＡＳＤの「社交不安障害」は、相手の視線や表情、ジェスチャーが読み取れず、他者の思考を推測することができないため、得体の知れない恐怖感が増して、視線恐怖や対人恐怖を引き起こしているものと思われます。

ＡＤＨＤの不安は不安障害（神経症）の不安よりも程度が大きい場合があり、臨床の中では統合失調症の不安に近いと感じる場合もあります。

■依存症

発達障害のある人が、その生きづらさを紛らわせるためにアルコールやギャンブルなどにのめり込み、「やめたくてもやめられない」状態、すなわち依存症となるケースはよくみられます。

とくにＡＤＨＤの人は、その特性である衝動性や、関心のないことには集中できない反面、好きなことには過剰集中する傾向により、薬物依存やアルコール依存など、さまざまな依存症となりやすいことがわかっています。

インターネットの発達に伴い、薬物依存症のような物質関連障害以外の依存症が増えています。インターネット依存やゲーム依存、ギャンブル依存や買い物依存です。DSM－5より、非物質性関連障害群としてギャンブル依存が追加され、ICD－11よりゲーム依存が診断基準に追加されました。

これらの依存症につながる、「センセーション・シンキング」と呼ばれる刺激を求める行動様式は、ADHDの衝動性と関わりがあります。

インターネット依存やゲーム依存は、ADHDのみならずASDとの併存も多くみられます。ASDの人は、興味のあることをずっとやり続ける傾向があることや、現実社会で人と交流するのが苦手な分、ネット上での交流を求める人も多いことなどがその要因です。

欲しいと感じたものをすぐ買いたくなる衝動を抑えられず、買い物をし過ぎてしまう買い物依存も、ADHDの人に多くみられます。ADHDの人はお金の管理も苦手なため、支出可能な金額を超えた買い物をするといった問題も起こりやすくなります。

■摂食障害（食行動障害）

食行動に問題が生じる摂食障害の代表的なものは、「拒食症」と呼ばれる「神経性無食欲症」と、「過食症」と呼ばれる「神経性過食症」です。

過度な食事制限により、極度の体重減少をきたす「神経性無食欲症」（拒食症）は約半数が飢餓に耐えられず「神経性過食症」に移行します。「神経性過食症」の症状として、抑制できない過食と、過食による体重増加を防ぐための嘔吐《おうと》、絶食、下剤・利尿剤乱用などの代償行為を繰り返します。

ＡＤＨＤでは、衝動性との関連で過食行動がみられることがあります。

また、摂食障害でみられる食事や体重へのこだわりの強さは、ＡＳＤのこだわりと類似しています。ＡＳＤと摂食障害は併存率が高く、「神経性無食欲症」（拒食症）の場合、ＡＳＤのこだわりが加わることで、さらに深刻化することが少なくありません。

「神経性無食欲症（拒食症）」と「神経性過食症」以外の食行動障害で、「回避・制限性食物摂取症」という病態があります。とくに体重へのこだわりがあるわけではないのに、食べることを避けたり、制限したりすることで栄養不足となる食行動障害です。

これは食べ物の外見や色、におい、味などに対して敏感なことが原因の場合もあり、ＡＳＤの感覚過敏による食の偏りとの類似がみられます。

また、食べ物ではないものが分かる年齢になっても、異物を日常的に食べてしまう「異食症」も、食行動障害の1つです。とくに氷や土、毛髪を食べる症状がよく知られており、「氷食症」「土食症」「食毛症」と呼ばれます。妊娠中や子どもに多いといわれています。

ＡＤＨＤでは衝動性との関連があり、ＡＳＤでは特定の食べ物の見た目や舌触りなどに強いこだわりを持った場合、こうした症状が現れることがあります。

■吃音症《きつおん》

吃音とは、滑らかに話すことができない状態を指します。一般的に「どもる」といわれる話し方の障害で、音を繰り返したり引き伸ばしたり、なかなか話し出せないなどの症状があります。

幼少期に発症するものがほとんどであり、7割が自然治癒します。しかし、学童期に続くものは自然治癒率が減少し、うつ病や社交不安障害と高率で併存します。社交不安障害とは、前述したとおり（51ページ）人前での会話や書字、公共の場所での飲食、知らない人との面談などの社交場面に対する恐怖と回避を特徴とする疾患です。

また、吃音症は、ASDやADHDとの併存率も高いといわれています。しかし、吃音症があるからといって、発達障害が必ずあるとはいえません。

■トゥレット症候群（チック障害の1つ）

本人の意思とは無関係に、複数のチック（反復的な不随意運動）が繰り返し起きる疾患です。トゥレット症候群は、多彩な運動チックと1つ以上の音声チックがあり、18歳未満に発症し1年以上続くことが診断の条件です。

運動チックはまばたき、肩すくめ、顔しかめ、首ふりなど意味がないように見えるものや、跳びはねる、体を叩《たた》く、舌を突きだすなどがあります。

音声チックは咳払《せきばら》い、鼻鳴らし、奇声をあげるなどから、自分自身や他人の音声の言葉の繰り返しや、状況に合わない言葉を言う、汚言症などがあります。

ＡＤＨＤと合併しやすいといわれているほか、ＡＳＤや強迫性障害とも合併しやすいといわれています。

第3章

大人の発達障害の診断と治療

発達障害は治るの？

発達障害は、生まれつきの脳の特性なので、いまのところ根本的に「治す」ことはできないものです。

したがって、発達障害の治療とは、治すというより社会生活で困らないよう支援することであり、目指すゴールは、本人が社会で適応できるようになることです。

そのためには、なぜ不適応が生じているのか、どうすればそれを軽減できるのかを、個別に探っていくことが必要になります。

発達障害と診断されたあとの治療で行われるのは、具体的には後述する薬物療法のほか、カウンセリングや認知行動療法などの精神療法、ソーシャルスキルトレーニング、環境調整などです。

認知行動療法とは、その人のものごとのとらえ方（＝認知）と行動に働きかけて、考え方のバランスを整え、ストレスを軽減していくもので、うつ病などさまざまな精神疾患の治療に用いられています。

ソーシャルスキルトレーニングは、認知行動療法の1つで、社会での適切なコミュニケーションの方法などを、おもにロールプレイを通じて学ぶものです。多くはグループワーク形式で行われます。ソーシャルスキルトレーニングなどを行う、デイケアやショートケアのプログラムを提供している医療機関もあります。

自分の特性について理解を深めること、その特性に合わせて、生活しやすくなるように環境を整えることも大切です。

発達障害とは、発達障害の特性があり、それによって生きづらさを抱えている状態のことです。つまり、特性があっても困ることのない環境を整えることができれば、「障害」はなくなるということです。

環境調整は、たとえばＡＳＤの人の光や音などに対する過敏さへの対処や、ＡＤＨＤの人が集中しやすい空間を整えるといった物理的な調整から、仕事の業務内容の変更など、周囲の理解と協力が不可欠なものまでさまざまです。

また、併存する精神疾患がある場合は、基本的にそちらの治療が優先されます。

診断はどのように行うか

大人の発達障害では、日常生活での悩みや困りごとをきっかけに、インターネットやメディアで発達障害の情報に接して思い当たるものを感じ、自らの意志で医療機関を受診する方もいらっしゃいます。

発達障害の診断にあたっては、まず問診を行います。

問診では、現在の困りごとや、子どもの頃の様子などを詳しく聞きます。発達障害の特性は子どもの頃から現れてくるものなので、この時期の情報がきわめて重要です。両親からの情報や、母子手帳、学校の通知表などの記録も参考となります。

本人の話し方や表情も判断材料の1つです。問診は、複数回にわたって行われることもあります。

さらに、必要に応じて検査を行います。知能検査の「ＷＡＩＳ」、ＡＤＨＤで問題となる遂行機能を調べる「ＷＣＳＴ」などの心理検査のほか、場合によっては高次脳機能障害などとの鑑別のため、脳画像検査を行うこともあります。

そして、問診と検査の結果をもとに、アメリカ精神医学会が制定している国際的な診断基準の最新版である「ＤＳＭ－５」に照らし合わせて、診断を行います。

発達障害の診断は、とても難しいものです。

内科の疾患などとは異なり、検査データなどの数値で判断できることはわずかで、診断はおもに問診で得られる情報に基づいて行われます。

また、多くの精神疾患では、おもに現在の症状に基づいて診断が行われるのに対し、発達障害の診断では幼少期からの生育歴が大変重要です。しかし、この点について問診で得られる情報には限りがあります。

そうしたことから、発達障害の診断はなかなかつきにくく、発達障害の特性は認められるものの、診断基準を満たしていると判断されるには至らない人が多いのも現状です。

薬を使った治療

発達障害の治療では、薬物療法も行われます。

現時点では、ＡＳＤには特効薬が存在していません。したがって、ＡＳＤの薬物療法は、おもに周辺症状への対症療法となります。

イライラや不機嫌、精神興奮などに対しては抗精神病薬、うつ状態や不安感には抗うつ薬や抗不安薬、漢方薬が用いられます。

一方、ＡＤＨＤには有効な治療薬が存在しています。成人（18歳以上）のＡＤＨＤ治療薬として、国内で認可されている薬は3種類あります。

脳内の神経伝達物質であるノルアドレナリンとドーパミンの不足を、それぞれ改善する働きのある「アトモキセチン（ストラテラ®）」と「メチルフェニデート徐放剤（コンサータ®）」は、不注意、多動、衝動性のすべての特性に効果が期待される薬です。

そして、もともと血圧を下げる薬として開発され、鎮静作用のある「グアンファシン徐放剤（インチュニブ®）」は、とくに多動、衝動性に効果が期待できます。

また、ＡＤＨＤでも、周辺症状への対症療法として、抗精神病薬や抗うつ薬、抗不安薬、漢方薬などが用いられます。

いずれの場合も、薬は有効性と安全性のバランスに配慮しながら、慎重に選択し、使用されます。

生きづらさを軽減するための対処法

発達障害の特性をなくすことは困難です。でも、特性と折り合いをつけて生活することは可能です。

そのためには、まず特性を理解することが大切です。

自分は何が苦手なのかを認識し、それをどうカバーしていくかを考えます。苦手なことを、努力で完全に克服しようとするよりも、それをカバーする工夫をするほうが合理的です。

たとえば、不注意の特性で聞いたことを忘れてしまうのであれば、忘れまいと努力するよりも、むしろ忘れることを前提に、メモに残すなどの工夫をするほうが、失敗は少なくなるはずです。

対処法を工夫することで、困りごとを減らしていくことができます。日々の生活や仕事でできる工夫の例を挙げます。

■生活の工夫

・約束を忘れる→メモに残す、スマートフォンのアラーム機能を利用して遅刻を防止する
・忘れものが多い→バッグをあまり頻繁に替えないようにする
・片づけられない→ものの置き場所を決めておき、使ったら必ずその場所に戻す習慣をつける
・雑談が苦手→会話の糸口となる無難な質問を用意しておく

・会話のキャッチボールができない→相手の意見を尋ねる形で会話を始める
・聴覚や視覚が過敏→ノイズキャンセリング機能付きのイヤホンやヘッドホンを利用する、視覚情報が多すぎて混乱しないよう、室内に置くものをできるだけ減らす

■仕事の工夫

・仕事の段取りが苦手→ToDoリストを作って見えるところに貼っておく、上司や周囲の人に優先順位を決めてもらう
・指示を忘れる、聞き漏らす→小さなことでもメモをとる、メモしたことを自分宛にメールしておく
・スケジュール管理が苦手→スマートフォンのアプリを活用する、予定をすべて1冊の手帳に集約して管理する
・会議でしゃべりすぎる、思ったことをすぐ発言してしまう→アイデアや意見など、発言したいことをあらかじめ書き出してから発言する

・簡潔に話せず、報告が苦手↓まず結論から伝えるようにする
・仕事に必要なものをなくす↓保管場所をメモして目につきやすい場所に貼っておく、書類などはデジタルデータにして管理する

苦手なことをカバーすると同時に、自分の得意なことや、強みを活かす方法を考えることも重要です。

たとえばＡＳＤで、コミュニケーション能力を求められる仕事は苦手でも、ひとりでコツコツ作業をするのは得意という人もいれば、ＡＤＨＤで集中力が必要な仕事は難しいけれど、行動力や社交性があるという人もいます。そうした特性のプラス面を活かせる仕事を選ぶという考え方もあります。

ＡＳＤの人は、経理などルーティンの事務作業が多い仕事や、コールセンター業務のようにしっかりとしたマニュアルのある仕事、専門的な知識が活かせるプログラマーやエンジニアといった仕事で能力を発揮するケースが多くみられます。

また、ＡＤＨＤの人は、外回りの営業職など動きのある仕事のほか、思考が浮遊す

る「マインドワンダリング」と関連する発想力の豊かさにより、企画系の仕事や芸術系の仕事で活躍している人も少なくありません。

自分の得意な部分で周囲の役に立つことで、代わりに苦手な部分を周囲にフォローしてもらいやすくなることもあるでしょう。まわりの人に自分の特性を理解してもらい、協力し合える体制をつくるのも大切なことです。

まわりの人ができること

身近な人が大人の発達障害で、本人に対してどのように接し、支えたらよいのか悩んでいる人も多いことでしょう。

まず大切なのは、やはり発達障害の特性について正しく理解することです。繰り返しになりますが、発達障害は生まれつきの脳の特性であり、本人の努力不足や、わがままなど性格的な要因とは無関係です。

特性のために苦手なことは、努力すればできるというものではありません。「頑張ればできる」と、励ましているつもりで本人を追い詰めることのないようにしたいものです。

家族が大人の発達障害である場合、家庭内でもコミュニケーションがうまくとれなかったり、本人が自分のこだわりを通そうとしたりすることで、トラブルになりがちです。

自分が発達障害とわかっていても、本人からは家族に言い出せないこともあります。まずは本人と話し合い、本人が苦手と感じていることなどを聞き、特性に合った接し方を考えていきます。

発達障害のある人は、社会生活で日々、生きづらさを感じる出来事に遭遇しています。本人にとっては、家族が話を聞いてくれることが大きな支えとなります。

特性の現れ方によっては、家族が支えきれず疲弊してしまうリスクもあります。状況に応じ、発達障害者支援センターなどの相談窓口を利用することも検討してみてください。

職場においても、周囲が本人の特性を理解して、得意なことを活かし、苦手なことをカバーできるよう、配慮や調整を行うことが大切です。

本人と相談しながら、どうすれば困りごとを減らせるかを考え、提案していきます。日々の仕事では、さまざまな工夫によって困難を軽減することができます。職場で可能な配慮の例には以下のようなものがあります。

・困っていることがないか声をかける
・指示はできるだけ口頭ではなく、メールなど文書で伝える
・抽象的な指示やあいまいな指示は避け、具体的な数字などを入れて指示するようにする
・スケジュールやプランは前もって明確に伝えておく
・会議など重要な予定についてリマインドのメールを送る
・感覚過敏に配慮し、照明がまぶしすぎない場所に席を配置する、耳栓の使用を許可する、ADHDの場合は集中しやすいよう座席に仕切りを設けるなど、ストレスなく仕事できる環境を整える

・失敗したときは責めるのではなく解決法を一緒に考える
・本人が自分のやり方にこだわって作業を進めていても、それで成果を出すことができていて、大きな問題がない限りにおいては、必要以上に干渉しない

また、仕事内容そのものを見直す、担当する業務を変えるといったことも、場合によっては検討が必要です。本人の特性に合った仕事で能力を発揮することが、本人と職場、双方の利益につながります。

就職した時点では、本人が発達障害であることに気づいておらず、特性に合わない仕事を選んでしまっていたケースもあります。そのような場合に、転職ではなくいまの職場で、本人の特性を強みとして活かせる仕事ができるよう配慮することは、人材活用の観点からも望ましいことといえます。

職場においては、本人のみならず、そのまわりの人たちへの配慮も必要です。発達障害のある人への配慮が不公平と受け止められることのないよう、配慮の理由を丁寧に説明して理解を求めることも重要になります。

大人の発達障害であっても、周囲の適切なサポートにより、社会で実力を発揮し、十分な結果を出すことは可能です。そのためには、周囲の発達障害への理解が不可欠です。

特性とともに自分らしく生きる

発達障害とは、発達しないのではなく、「発達に偏りがある」ということです。得意なことと不得意なことは、誰にでもあります。発達障害のある人は、その差がとくに大きいということです。

その意味では、発達障害のある人とない人の線を引くのは難しいものです。発達障害の特性は、この社会で生きる人それぞれが持っている、多様な個性の1つともいえます。

発達障害であるという診断は、その人自身を否定する意味を持つものではありません。診断は、本人が困りごとを減らして生きやすくするための、そして周囲が支援しやすいようにするための手段です。

これまでお話ししてきたように、自分の特性を理解することにより、対処法を考えることや、周囲に助けを求めることが可能になります。

発達障害であることがわかったとしても、「だから頑張っても意味がない」「うまくいかなくてもしょうがない」と考えるのではなく、「いま直面している生きづらさを軽減するきっかけを得た」と、とらえることもできるはずです。

さまざまな工夫によって苦手をカバーすること、得意なことを伸ばすこと、周囲の人や社会の理解とサポートを得ることなどによって、できないことがあっても自尊心を低下させることなく、社会の中で役割を果たしながら、心地よく生きることは可能です。

これから第4章でご紹介するように、映画の中に登場する、さまざまな生きづらさを抱えた人たちの中には、発達障害の特性を持っていると思われる人も、少なからず存在します。苦悩しながらも前に進んでいこうとするその姿に、自分らしく生きるヒントをもらえることもあるかもしれません。

また、自分で「発達障害かもしれない」と思ったときには、二次障害でうつなどの症状が現れていることもあります。そうした症状は治療で改善できるものもあります。悩んだときには、クリニックなどへの受診をためらうことのないようにしてほしいと願っています。

第4章

映画で知る発達障害と関連疾患

「大人の発達障害」が注目されるようになり、最近では、有名人が自ら発達障害であることを公表するケースも増えてきています。

映画にも、発達障害や、発達障害と関わりのある疾患を描いた作品が、いくつも存在しています。

発達障害の特性や、発達障害と併存しやすい、あるいは見分けがつきにくい精神疾患の症状はどんなものなのか。どんな場面でそれが現れやすいのか。当事者から世界はどう見えるのか。どんな問題に直面し、どんな思いや葛藤があり、まわりの人はどう向き合っていくのか。

書籍やインターネットで得た知識だけではつかみきれないことを、映画は魅力的なストーリーや映像、キャストの演技とともに、よりリアルな手触りで伝えてくれます。

私自身、映画が好きで、映画が教えてくれることの大きさや深さを、たびたび実感しています。

いろいろな経験を登場人物を通して疑似体験できる「映画」というものは、「人生の教科書」ともいえそうです。

友人や知人、家族とのコミュニケーションの中に、映画の話題を入れることで、その人がどういう人か、どんな感性の持ち主なのかがわかり、その話題で一緒に盛りあがることができるのも、映画の醍醐《だいご》味《み》です。

ここからは、発達障害や関連する疾患をより深く知る助けになる映画を、精神科医の視点で解説しながらご紹介していきたいと思います。

なお、本書でご紹介する映画には、発達障害や精神疾患を描いていると映画内では明示されていないものもあります。それぞれの映画やその登場人物についての、発達障害や精神疾患に関する私の解説は、私個人の見解に基づくものであり、それらの映画が必ずしも発達障害や精神疾患を題材としているものではないことを、ここでお断りしておきます。

ＡＳＤ

シンプル・シモン

製作年／２０１０年　**製作国**／スウェーデン　**監督**／アンドレアス・エーマン

〈あらすじ〉他人の感情がわからず、触れられるのが大嫌いなＡＳＤのシモン（ビル・スカルスガルド）と、そんな彼を唯一理解する兄のサム（マッティン・バルストロム）。しかしシモンのせいでサムは恋人に去られてしまい、そのためにシモンの生活のペースも乱されることに。サムに完璧な恋人を見つければ、すべてが元通りになると考えたシモンは、ある計画を実行に移す。

北欧の映画らしくオシャレでカラフルに作られています。物理とＳＦが大好きなシモンは、気に入らないことがあると自分だけのロケットにこもり、想像の宇宙へ飛び立ってしまいます。そんなシモンを理解できるのは兄のサムだけ。兄のためにあれこれ考え行動するシモンですが……。ラストはほっこりした気持ちになれる、とても温かみのある作品です。

シモンの表情は映画の最初から最後まであまり変化がありません。ＡＳＤはこのように表情変化に乏しく、場合によっては視線が合わず、場にそぐわない表情をすることがあります。

人の表情を理解することが困難なため、いろいろな表情、例えば、「楽しい」「悲しい」などを絵に描いて、パターン化して壁に貼って覚えて対応します。また、対人関係において状況判断ができないため、兄と恋人の性行為中に部屋に入ったり、夜中にドラムを叩いたりし、兄の恋人から嫌われます。このような「対人関係、社会的コミュニケーション」の障害があります。

「限定された反復された行動」もみられます。形は○が好き、色は赤と青が好き、数字は素数にこだわります（料理も含め、さまざまなものが丸で揃《そろ》えてあり、こだわりを利用して本作が可愛く仕上がっています）。

行動は時間ぴったりでないと嫌がり、予定がずれると怒ります。つまり、こだわるあまり変化に弱いのも特徴です。診療の中でもＡＳＤの人は、予定外の出来事に弱く、季節の変化などのちょっとしたことでも調子を崩しやすい等の症状がみられます。

ＡＳＤの2大症状のほかに、本作では「感覚の過敏さ」もみられます。シモンは大きな音が苦手で、笛の音で耳をふさぐシーンや、皮膚を触られるのが嫌いと肌の感覚過敏を訴えるシーンがあります。

実際の診療において、こだわるあまり強迫的になるＡＳＤの人や変化に弱いＡＳＤの人の治療には、薬が効きにくく苦労があります。最後のシーンで、シモンのこだわりや感覚過敏に対して心の変化があり、変化を受け入れるシーンがありました。ＡＳＤのこだわりの症状は、恋愛とまではいかないけれど、病気に理解ある人の手助けや、治療においては薬物療法＋カウンセリングで変わっていくものなのかなあ、などと考えながら観た映画でした。

ASD

フォレスト・ガンプ／一期一会

※本映画で明示されている、主人公の障害に関する設定は「知能指数が低い」ということのみです。ASDの可能性に関する記述およびそれに基づく映画の分類は私の見解によるものです。

製作年／1994年　**製作国**／アメリカ　**監督**／ロバート・ゼメキス

〈あらすじ〉知能指数は少し低いが、純真な心ととびきりの俊足を持ち、アメリカの激動の時代を駆け抜けたフォレスト・ガンプ（トム・ハンクス）の数奇な人生。ただ無心に、誠実に生きることで、彼は大学でアメフトのスター選手となり、ベトナム戦争で仲間を救って讃《たた》えられ、実業家として成功をおさめる。その一方で幼なじみのジェニー（ロビン・ライト）を一途に思い続けるが……。

1995年の第67回アカデミー賞にて、作品賞をはじめ6部門を受賞したヒューマ

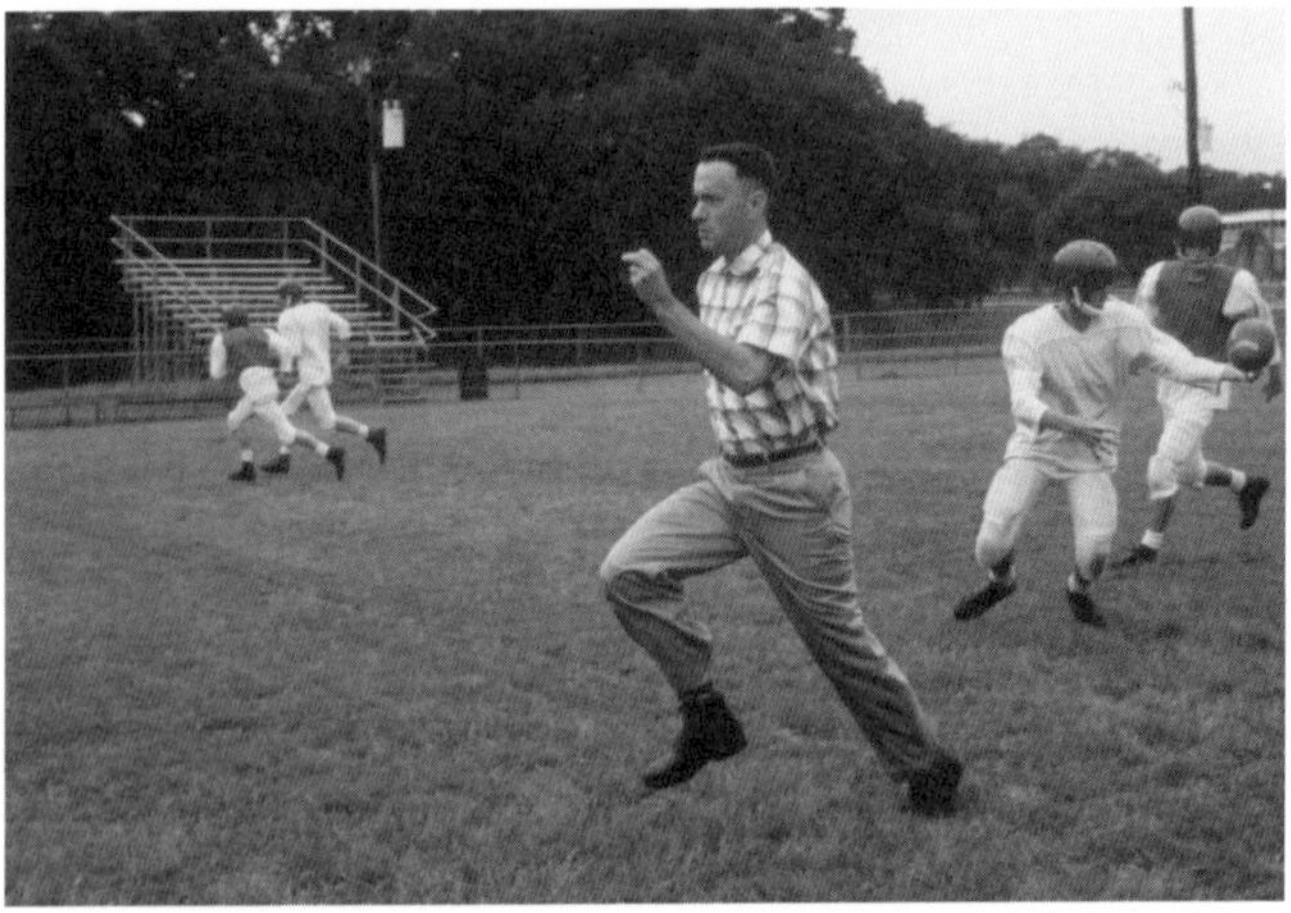

ンファンタジー映画の金字塔です。

フォレストの人生の一番の勝因は、母親の育て方にあると思われます。母親はフォレストの特性に合わせて、愛情たっぷりに育てました。

小学校に入学する前にＩＱが75とわかりましたが、母親は普通の教育を受けさせます。

母親がフォレストに伝えた名言「人生はチョコレートの箱みたい。食べるまで中身はわからない」は、私が大好きな言葉です。

フォレストにはＡＳＤの特性がみられます。特に幼なじみのジェニーとの関係で、彼女の心情を読み取ることができません。

彼女は幼少期、おそらく父親に性的虐待を受けていました。大人になってからもパートナーが何回も変わったり、セクシーモデルをしたり、希死念慮がたびたび出現します。ここまで複雑な心情を理解するのは難しいにしろ、簡単なことでも理解できない場面が度々ありました。

彼女が男性と車内でイチャついているのを、暴力を振るわれていると思い、相手の男性に飛びかかろうとしたり、彼女が子どもの頃に住んでいた家に石を投げつけ、泣き崩れている様子を見て、「投げる石がなくなったから泣いているのだろう」と考えたりと、相手の状況や心情理解に乏しい、いわゆる「対人関係、社会的コミュニケーションの障害」がみられます。

ジェニーがフォレストとずっと一緒にいられなかった理由は、フォレストに心情を理解してもらえないという気持ちがあったからでしょう。

また、「限定された反復的な行動」がみられます。この行動が、彼の人生の成功につながったともいえます。

足が速くなったことや、ベトナム戦争で勲章をもらったこと、卓球で世界大会まで出場したことは、パターン化されたことを繰り返し行う能力があったからであると思われます。

ジェニーはフォレストに、何かあると「約束して。困難に立ち向かわないで。走って逃げて！」とアドバイスしたため、彼は常に走り続け、俊足になり大学にも入学できました。

軍隊生活は彼の性格に合っていました。上司にいわれたことや決まったことをきちんとこなせば褒められます。

また、軍病院での療養中に、卓球にハマります。ラケットで球を打ち返すという、パターン化した動きが性に合っていたようで、瞬く間に才能が開花し、卓球で世界大会に出場するまでになりました。偉業を果たし、名誉な賞をもらい、代々の大統領との面会や、ジ

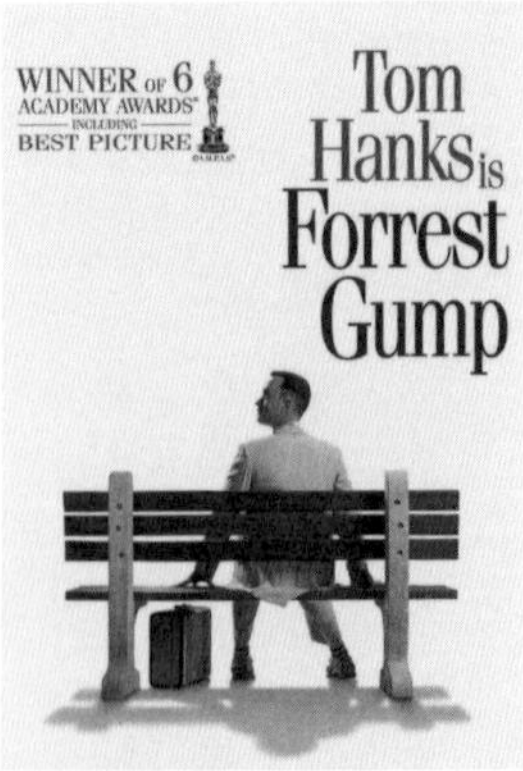

DVD：1,572円（税込）／Blu-ray：2,619円（税込）／発売元：パラマウント・ピクチャーズ

ヨン・レノンと会うこともできました。
人間というものは、どんな状況で生まれても「人生は終わるまでわからない」もの。長所を生かして頑張れば、その人の才能が開花するということを教えてくれる、ステキな映画だと思います。

ASD＋サヴァン症候群

レインマン

製作年／１９８８年　**製作国**／アメリカ　**監督**／バリー・レビンソン

〈あらすじ〉 高級外車ディーラーのチャーリー（トム・クルーズ）は、絶縁状態だった父親の訃報を受け、遺産目当てに帰郷。しかし全財産が、存在すら知らなかったＡＳＤの兄、レイモンド（ダスティン・ホフマン）に渡ると知った彼は、なんとか遺産を手に入れようと、

■レイモンドを施設から連れ出し、ともにカリフォルニアへと向かう。

1989年の第61回アカデミー賞で、作品賞や主演男優賞など主要4部門を受賞。主演のダスティン・ホフマンのASDの役作りが見事でした。本作により自閉症という概念が世間に知られ、自閉症及び自閉スペクトラム症の理解が進みました。

仕事がうまくいかなくなり、父親の遺産をすべて手に入れたいと考えている身勝手な弟が、施設にいるASDの兄を連れ出して旅に出るロードムービーです。弟がASDの兄の特徴を把握し、どう対応したらお互いにとってうまくいくか、試行錯誤する過程がうまく描かれており、その中で兄弟の絆《きずな》が深まるのも見ものです。

映画が封切られた時点では、レイモンドについて「サヴァン症候群」と紹介されています。サヴァン症候群はASDや知的障害と関連があり、①記憶力や数学的能力に優れている、②音楽的能力に優れている、③絵画など美術的能力に長けているなどの特徴があり、①について映画の中でも印象的なシーンがいくつかありました。落とした爪楊枝の数を正確に言い当てる、何桁もの計算を瞬時にできる、電話帳1冊の内容をすぐ覚える、カジノで暗記力、計算能力を発揮する……などです。

また、ＡＳＤの特徴も印象的なものがいくつかありました。弟と弟の恋人の性行為中、状況判断できずに部屋に入る、テレビのギャグがわからない、弟の恋人とのキスシーンで、気持ちではなく事実を伝えるシーンなど、「対人関係、社会的コミュニケーションの障害」がみられます。

必ずベッドを窓側に寄せて寝る、「テレビ裁判」の番組を毎回同じ時刻にきちんと見る、食事のメニューが曜日で決まっているなど、「限定された反復的な行動」もみられます。そのほか、大きな音で耳をふさぐシーンもあり、「感覚の過敏さ」がみられます。

最初は兄の頑なな行動に怒りが爆発していた弟でしたが、弟がだんだん兄の特徴に合わせることで、兄にも少し柔軟性が出ていたような気がしました。Ｋマートというストアの洋服しか着なかった兄レイモンドでしたが、最後は弟が勧めたスーツを着られるようになっていましたものね。

ＡＳＤ＋＋知的能力障害

梅切らぬバカ

製作年／２０２１年　**製作国**／日本　**監督**／和島香太郎

〈あらすじ〉ＡＳＤの息子、忠男（塚地武雅）とふたり、穏やかに暮らす珠子（加賀まりこ）。庭の梅の木の枝は道にはみ出し、隣に新たに越してきた里村（渡辺いっけい）一家からは苦情を受けている。高齢の自分と息子の先行きを思い、珠子は忠男をグループホームに入居させる決断をするが、環境の変化に戸惑った忠男はホームを抜け出してしまう。そしてある日、珠子は庭の梅の木を切ることを決めるが……。

年老いた母と、障害を持った中年息子が主人公の映画です。息子の名前は忠男。「ちゅうさん」と呼ばれています。

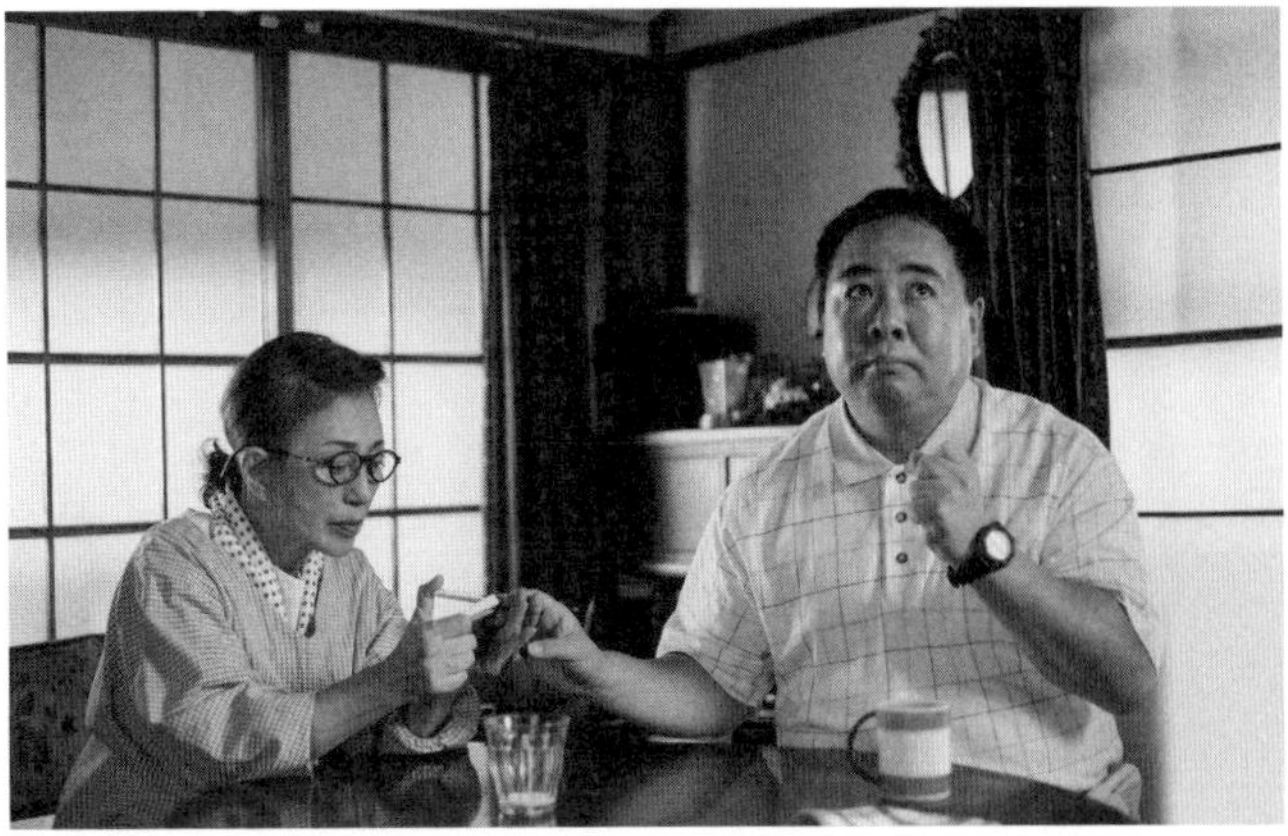

本作は、塚地武雅さんの演技が「ASD+知的能力障害」の人にそっくりなところが見ものです。また、ASDの2大症状や周辺症状をみることができます。

ちゅうさんはアイコンタクトがとれず、他人と交流するよりひとりで行う活動を好む「対人関係、社会的コミュニケーションの障害」がみられます。

彼はまた、「6時45分です」と言いながら起き、「7時です」と言って朝食を食べるなど、毎日決まった時間においての行動にこだわります。また、ASDの人は変化に対応するのが苦手であるため、梅の木の伐採の際にパニックになりかけます。このような「限定された反復的な行動」がみられます。

ひげを剃《そ》ってもらうときの音に過敏で耳をふさぎ、音に対する感覚過敏もみられます。

ちゅうさんは、バースデーケーキのロウソクの数が間違っているのをすぐ発見できます。一部のＡＳＤの方に備わっている特殊計算能力があるようです。

「梅切らぬバカ」という題名は「桜切る馬鹿、梅切らぬ馬鹿」ということわざから来ています。「人間の教育においても、桜のように自由に枝を伸ばしてあげることが必要な場合と、梅のように手をかけて育てることが必要な場合があること」を意味しており、個性に応じた手のかけ方が大切と戒められたことわざです。転じて、人との関わりにおいても、相手の性格や特徴を理解しようと向き合うことが大事だという意味が込められています。

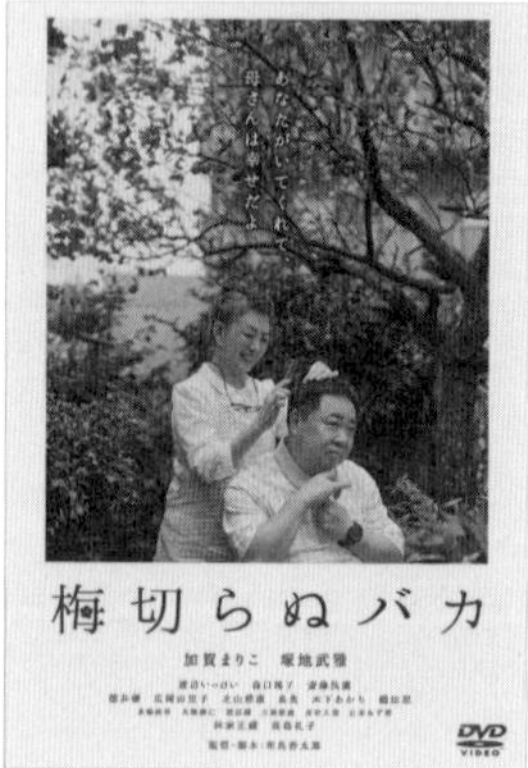

Blu-ray：5,280円（税込）／DVD：4,290円（税込）／発売元：株式会社ハピネットファントム・スタジオ／販売元：株式会社ハピネット・メディアマーケティング
©2021「梅切らぬバカ」フィルムプロジェクト

ＡＳＤと知的能力障害の傾向がある人

と接するとき、相手が何を考えているかわからないから怖いなあと思う人もいらっしゃるかもしれません。しかし、こういう方々には相手が不安にならないように接すれば大丈夫ですし、むしろ慣れてくると彼らは可愛がられる存在です。偏見のない世の中になってほしいものです。

ADHD（不注意優勢型）

エブリシング・エブリウェア・オール・アット・ワンス

※本映画では主人公に特定の障害があるという設定はなされていません。ADHDの可能性に関する記述およびそれに基づく映画の分類は私の見解によるものです。

製作年／2022年　**製作国**／アメリカ　**監督**／ダニエル・クワン、ダニエル・シャイナート

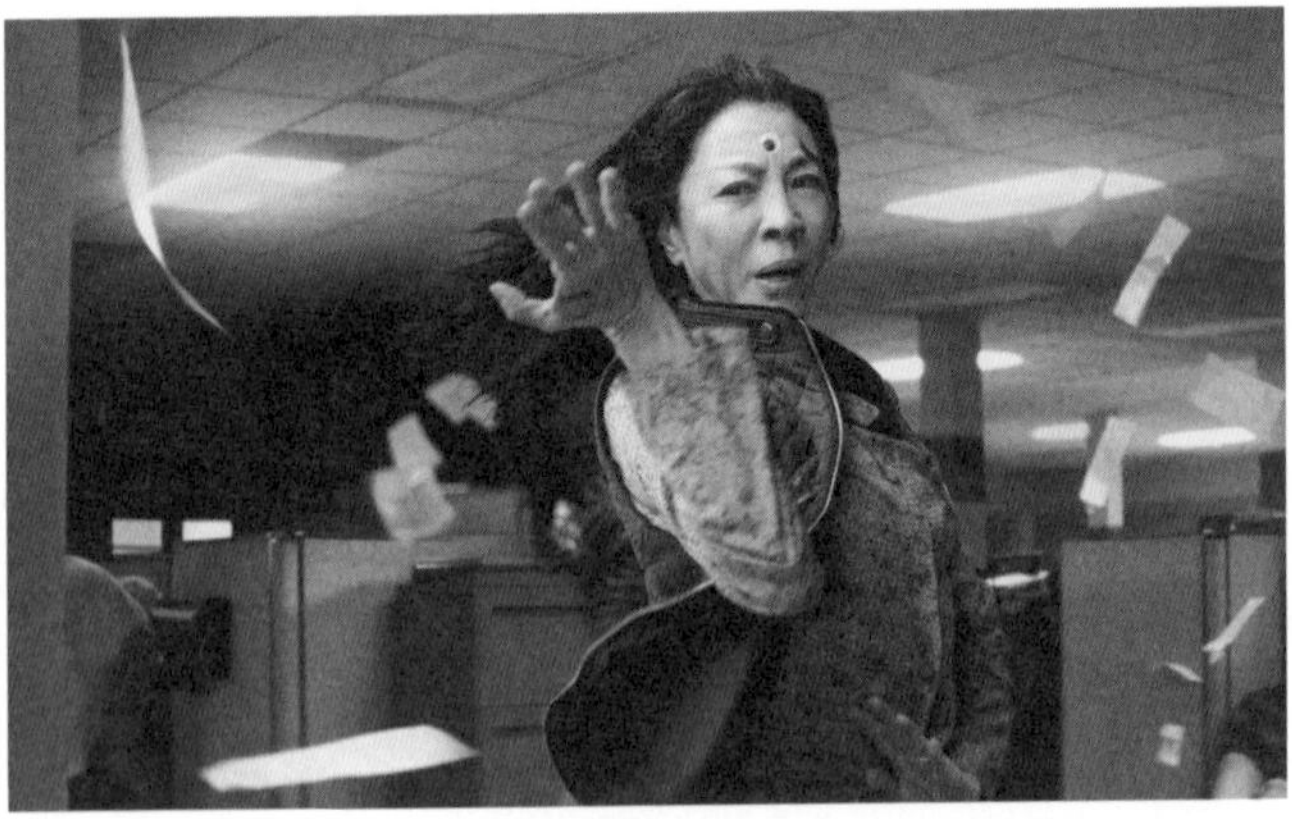

〈あらすじ〉破産寸前のコインランドリーを経営し、頼りない夫ウェイモンド（キー・ホイ・クァン）、反抗的な娘、頑固な父親と暮らすエブリン（ミシェル・ヨー）。突然、目の前に別の宇宙から来たというウェイモンドが現れ、彼女に驚きの使命を告げる。わけがわからないままマルチバース（多元宇宙）に飛び込んだ彼女は、カンフーマスター並みの能力を手に入れ、全人類の命運をかけて巨大な悪と戦うことになる。

最近話題のアメリカの映画製作・配給会社「A24」が配給元の、ダニエルズ監督作品。2023年、第95回アカデミー賞において作品賞、監督賞、主演女優賞など7部門を受賞しました。

また、アカデミー賞を受賞した初めてのSF映画です。主演女優はミシェル・ヨーで、アジア人女性初の主演女優賞を獲得しました。

本作品、通称「エブエブ」は現代を反映した作品なのでしょう。アジア系アメリカ人、LGBTQというマイノリティに目を向けた作品であるとともに、マルチバース（多元宇宙）、ADHDをはじめとする発達障害が組み込まれています。とくにADHDに多い「マインドワンダリング」と「マルチバース（多元宇宙）」が掛け合わされて表現されているように思います。「マインドワンダリング」とは、過去や未来への思考の囚われであり、実は人間誰にでもあるものです。「モンキーマインド」とも呼ばれます。猿が木の枝から枝へと、絶え間なく飛び跳ねる様子にたとえた言葉です。

映画の中で、主人公エブリンがいろいろな別宇宙へ移動するのに「バース・ジャンプ」を使って移動するさまは、まさに「モンキーマインド」のたとえのイメージそのものです。鑑賞後、「疲れた」と思われた方もいるかもしれません。目まぐるしい展開こそADHDの人の頭の中を表現したものであり、ADHDを体感できる映画ともいえそうです。

主人公エブリンは、仕事の税金問題、親の介護、娘の恋人問題などを抱えた、よくいる一般女性です。いわゆる別宇宙にも存在していて、そこではそれぞれカンフーの達人、歌手、シェフのエブリンとして生きています。

エブリンはバース・ジャンプを通じて、さまざまな別宇宙のエブリンとなり、能力やスキルを上達させ、脅威のジョブ・トゥパキと戦おうとします。実は、脅威のジョブ・トゥパキとはマルチバース世界でのエブリンの娘、ジョイです。最後に行き着くところは、母親VS娘の葛藤の話となっています。父親に結婚を反対されていたエブリンですが、同じように自分も娘に対して同性愛を反対する場面から始まる本作。最後はどうなるのでしょう?

エブリンは不注意が優勢なADHDです。子どもの頃からうっかりミスが多く、物事を最後までやり遂げることができなかったなどのエピソードがあります。

ADHDの人は朝起きるのが苦手で、授業や人の話を聞いておらず、ほかのことを考えることが多くあります。そして居眠りが多い傾向がありますが、映画の中のエブリンもそうです。国税庁の監査官の話を聞いておらず、居眠りするシーンがたびたび出てきます。そして「マインドワンダリング」の世界に入って考えている内容が、前述のエブリンがマルチバースを制圧しようとする話なのです。

実はエブリンは、ダニエル・クワン監督の母親がモデルになっているようです。いろいろなことを始めては中途半端で最後まで成し遂げられず、また仕事、家事、育児などのマルチタスクがこなせなかったようです。

そして映画を作っていく過程で、監督自身のＡＤＨＤが判明したそうです。映画の中では同性愛のメタファーがいろいろ出てきますが、同監督もそうなのかな？　などと考えながら観た映画でした。

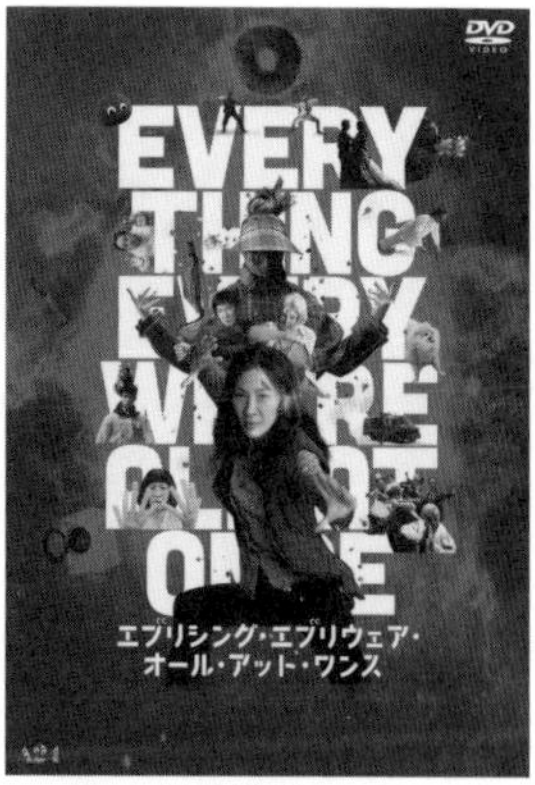

Blu-ray：￥5,390(税込)／DVD：￥4,290(税込)／発売・販売元：ギャガ

ADHD（多動・衝動性優勢型）

Ｍｏｍｍｙ／マミー

製作年／２０１４年　**製作国**／カナダ　**監督**／グザヴィエ・ドラン

〈あらすじ〉ＡＤＨＤの息子、スティーヴ（アントワーヌ・オリヴィエ・ピロン）を育てる、シングルマザーのダイアン（アンヌ・ドルヴァル）。息子を深く愛しているものの、ＡＤＨＤの特性による問題行動も多い彼に手を焼く日々。近所に住む、精神的なストレスを抱えた女性教師カイラ（スザンヌ・クレマン）と親しくなり、３人の日々に明るい変化が見え始めるが、以前スティーヴが起こした問題により、ダイアンは窮地に追い込まれる。

ＬＧＢＴＱがテーマの「わたしはロランス」（２０１２年）で知られる、カナダのグザヴィエ・ドラン監督の25歳時の作品です。

基本、画面はアスペクト比が１対１の正方形で制作されていますが、時折長方形に

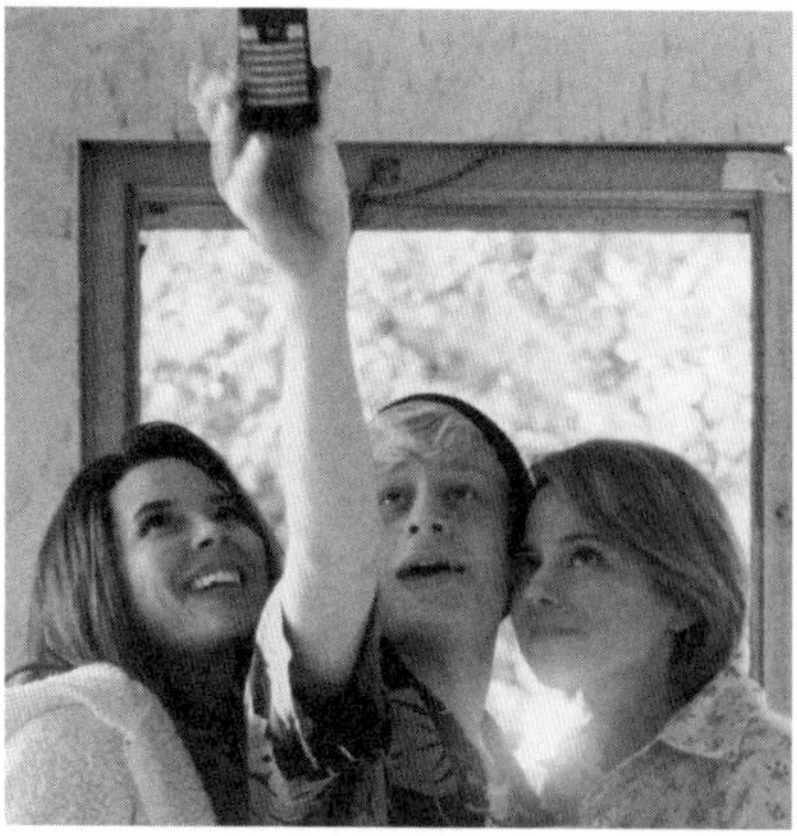

引き伸ばされます。長方形になるときは、登場人物たちの心の解放を表現し、最初に長方形になるシーンとともにオアシスの楽曲「ワンダーウォール」が流れるシーンは、映画を観る人の心も解放してくれます。

未亡人の女性、ダイアンの息子スティーヴにはADHDがあります。映画は、スティーヴが入居していた施設で放火騒ぎを起こし、強制的に退所させられ、ダイアンが彼を引き取るシーンから始まります。

家の向かいに住む女性、カイラは中学・高校の教諭ですが、吃音症で休職中であり、しだいに3人の心の交流が始まります。

15歳のスティーヴは、衝動買い、カッとなりやすい、店の商品を盗む、人の首を絞めるなど、ＡＤＨＤの多動・衝動性の症状があり、コントロールができません。

スティーヴにこのような症状がありながらも、母親ダイアンは愛情を持って彼に接する姿は素晴らしいと賞賛に値しますし、彼も「マミー」と呼び、慕っています（彼が母親に贈った「Ｍｏｍｍｙ」と書かれたネックレスがステキです）。しかし、スティーヴの放火で火傷《やけど》を負った施設の入居者から、治療費を支払うようにいわれている上、スティーヴの衝動的な自殺行為があり、母親ダイアンはどうしようもなくなります。

本作は、カナダでの架空の法律が設定されています。「問題を抱える子どもの親が、経済的困窮や、身体的、精神的な危機に陥った場合は、法的手続きをせずに養育を放棄し、施設に入院させる権利を保障する」というエキセントリックな法律。スティーヴの場合は、自傷他害の恐れがあるので、入院は妥当なのかもしれません。しかし、実際にこのような

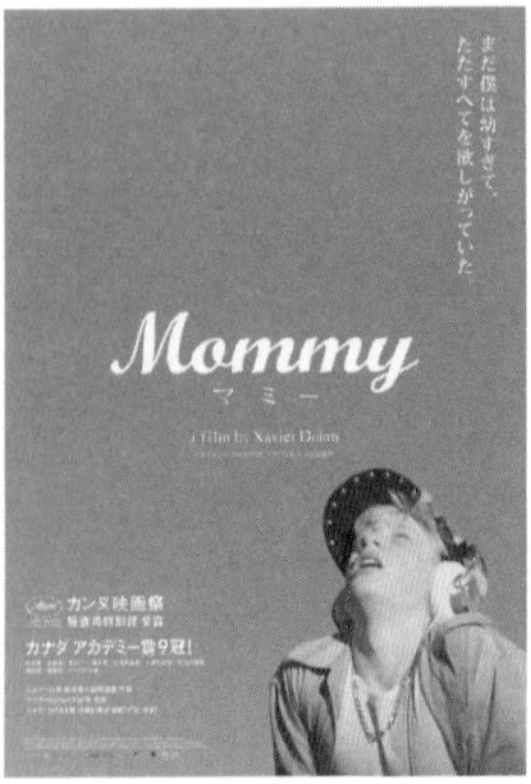

配給：ピクチャーズデプト／Amazon ほかネット配信／ブルーレイ発売中
http://mommy-xdolan.jp/

法律があったら、養育を放棄して入院させる親も少なからずいると思うので難しい問題ですね。

また、精神医学的見地からみたスティーヴについては、ADHDから反抗挑戦性障害、さらに反社会性パーソナリティ障害へと移行する「DBDマーチ」（24ページ参照）も懸念されます。このような症状がみられるケースでは、入院したあと、きちんと治療を受けることが肝要です。

ADHD（多動・衝動性優勢型）＋アダルトチルドレン

嫌われ松子の一生

※本映画では主人公に障害があるという設定はなされていません。ADHD＋アダルトチルドレンの可能性に関する記述およびそれに基づく映画の分類は私の見解によるものです。

製作年／２００６年　**製作国**／日本　**監督**／中島哲也
〈あらすじ〉昭和22年、福岡県に生まれた松子（中谷美紀）。中学教師となったものの、ある事件がもとでクビになり、そこから転落人生が始まる。同棲した作家志望の男は自殺、その友人と不倫するが妻にバレて捨てられ、ついにはソープ嬢となり、殺人事件を起こす。服役後、教師を辞める原因をつくった元教え子の龍（伊勢谷友介）と再会し、交際を始めるが……。

山田宗樹の同名小説を中島哲也監督が映画化。主演の松子役は中谷美紀、ほか豪華キャスト。内容はとてもディープですが、星・花・小鳥が舞い踊るファンタスティックなミュージカルシーンなどが取り入れられ、明るく仕上がっており、見やすくなっています。

主人公松子は、病弱の妹ばかり心配するお父さんに対して、「自分はお父さんに可愛がられていない」と思い込んで育ちます。お父さんに自分のほうを向いてほしい、お父さんに認められたいと、あれこれ親の顔色を窺《うかが》いながら勉強を頑張り、松子は父親がなってほしいと思っていた中学校の先生になります。松子はアダルトチルドレンといえそうです。

アダルトチルドレン（AC）とは、医学的な診断名ではありません。前述の「トラウマ関連障害」の「愛着障害」「複雑性PTSD」「発達性トラウマ障害」と近似した概念です。子ども時代に親との関係で負った心の傷を抱えたまま大人になり、そのために生きづらさを抱えている人たちを指します。

幼少期に虐待や無視などで親の愛情を十分に受けられないと、自尊心が育たず、「親の望むようにしないと愛されない」と思い込んでしまうことがあります。そのため、大人になっても周囲の望むように振る舞う、相手に依存するといったことが起こりやすく、ストレスから精神疾患を抱えるリスクも高くなります。また、松子の一家のように病弱な子どもや知的障害のある子どもなど、親の手のかかるきょうだいがいる場合、ほかのきょうだいは親からの無視、無関心を感じ「トラウマ関連障害」のような病態をきたすこともあります。

女性の場合、大人になってから男性との関係において服従関係になることが多く、松子は男性から暴力を振るわれても平気でいられるなど、正常とはいえない男女関係を繰り返します。

ところで、途中の松子の度重なる衝動的な行動が気になります。教え子が起こした窃盗事件を取り繕うため、他の先生のお金をとっさに盗んだり、胸を見せろといわれて見せたり、不倫関係になった男の妻がいる家まで押しかけたり、とっさに男を殺したり、勢いでソープ嬢になったりなど……。映画の中で不注意の症状はあまりみられないものの、多動・衝動性がみられ、ＡＤＨＤの可能性がありそうです。

この衝動性は、相手を操作しようとする衝動的な行動というより、松子自身のための衝動性であることが窺えます。子どもの頃のＡＤＨＤのエピソードは不明ですが、彼女の衝動性は、境界性パーソナリティ障害の衝動性というよりも、ＡＤＨＤの衝動性の可能性が窺えます。

ＡＤＨＤ（多動・衝動性優勢型）＋ＬＤ

イン・ハー・シューズ

※本映画で明示されている登場人物の障害は「読字障害（ＬＤ）」のみです。ＡＤＨＤの可能性に関する記述およびそれに基づく映画の分類は私の見解によるものです。

製作年／２００５年　**製作国**／アメリカ　**監督**／カーティス・ハンソン

〈あらすじ〉 姉のローズ（トニ・コレット）は外見に、妹のマギー（キャメロン・ディアス）は内面に、それぞれコンプレックスを抱えている。異性にはモテるが無職のマギーが、キャリアウーマンだが恋はうまくいかないローズのもとに転がり込んでくる。大喧嘩の末、ローズから家を追い出されたマギーは、祖母（シャーリー・マクレーン）のもとで本当の自分を見出していく。

それぞれにピッタリの靴のような「自分らしさ」を見つけようと苦戦する、対照的な姉妹をトニ・コレットとキャメロン・ディアスが演じます。

姉ローズはフィラデルフィアで弁護士として成功しているものの、自分の容姿に自信が持てず、高価な靴を買いながらも履くことはありません。一方、妹マギーは美貌とスタイルが武器ですが、問題ばかり起こし、定職に就くことができません。

マギーはLD（学習障害）に加えてADHDもあるようで、これらが問題行動や仕事が長続きしない原因となっているようです。

大人の発達障害の人の中には、学童期からのLDも併せ持った人もいます。LDとは、読み書きや計算、聞き取りなど特定分野の学習能力が著しく低いのが特徴です。基本的には、全般的に知的な遅れはありません。映画の中でマギーは、本の音読が苦手でしたが克服し、自信をつけたシーンがありました。ほかに、計算が苦手だというセリフもありました。

また、マギーは男性との性的逸脱行為があり、姉ローズの彼氏とも衝動的にベッドインしてしまいます。祖母のお金を盗もうとするシーンや、嘘《うそ》をつくことが多いと姉から指摘されるシーンもあります。衝動性のコントロールができず、ADHDもありそうです。

最後はお互いにピッタリの「靴」を見つけることができ、ハッピーな気持ちになれる映画です。

ＡＳＤとの類似した疾患がカギとなっている作品

ＡＳＤとの鑑別が重要となる疾患の代表的なものは、統合失調症です。無表情に見えやすい点や、自閉という症状が、統合失調症とＡＳＤでは共通しており、統合失調症によくみられる幻聴の症状は、ＡＳＤでも現れることがあります。また、統合失調症の症状である「被害妄想」がみられますが、ＡＳＤの人は妄想ではなく「被害的思考」がみられます。

一方で、自分の行動や考えを誰かに支配されているように感じたりする「自我意識の障害」は、統合失調症の症状ですが、ＡＳＤではみられないものです。

強迫性障害は、何度も手を洗うといった、強迫観念による強迫行為が、ＡＳＤの

「反復的行動（こだわり行動）」と類似しています。

ＰＴＳＤではフラッシュバックが生じますが、ＡＳＤでも記憶機能が優れているために、同様の現象がみられることがあります。

また、ＡＳＤでは人の顔が覚えにくいケースも多く、脳機能障害により、人の顔がわからなくなる相貌失認と似た状態に見えることがあります。

統合失調症

クリーン、シェーブン

製作年／１９９３年　**製作国**／アメリカ　**監督**／ロッジ・ケリガン

〈あらすじ〉統合失調症で幻覚・妄想にさいなまれるピーター（ピーター・グリーン）。施設を出所した彼は故郷の町に戻り、里子に出された娘の行方を追う。町を車で徘徊《はいかい》し、娘

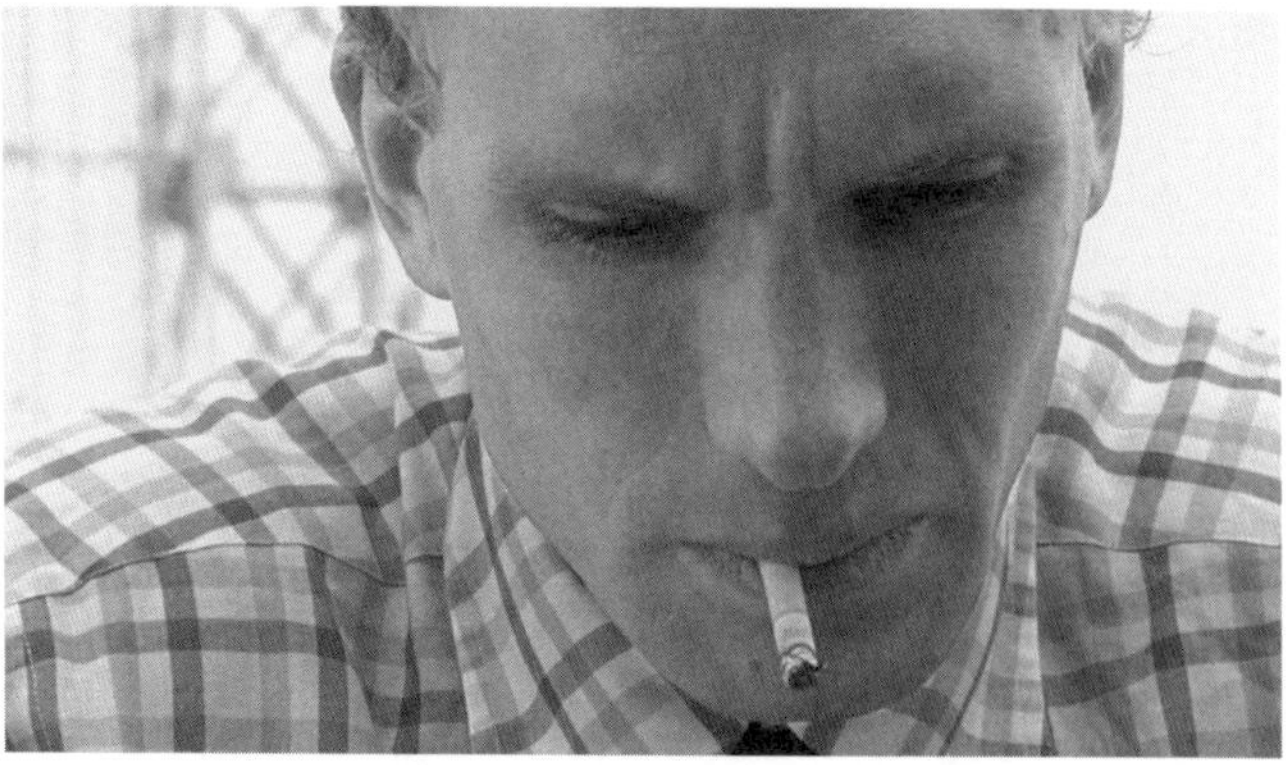

と同じ年頃の少女に異様な視線を向けるピーター。そんな彼の足取りと重なるように連続少女殺人事件が発生し、ピーターは容疑者として刑事に追われることになる。

女児殺人事件をめぐるサスペンス映画。主人公ピーターは、里子に出された娘を車で探しに出かけますが、この世の不条理ともいえるラストを迎えます。

ピーターには頭に受信機、指先に送信機を埋め込まれていると信じている被害妄想があります。その機械を取り除くために、頭の皮をハサミで削ぎ取ったり、指の爪を剥《は》がしたりするシーンがあります。

車のミラーや窓ガラスに映る自分が自分ではない存在に見えるのか、新聞紙やテープで覆い隠します。車を運転していると、いないはずのパトカーの音が幻聴として聞こえ、狙われていると思い込む追跡妄想があります。

ピーターの頭の中では、ノイズとともに正体不明の複数の男性の声が聞こえます。ピーターの考えが幻聴となって聞こえる考想化声、ピーターの行動を実況解説するような幻聴、「お前を殺すぞ」と脅すような幻聴も聞こえます。

よく統合失調症の映画として紹介されるのが、「ビューティフル・マインド」（2001年）や「シャイン」（1996年）などの作品ですが、それらの映画で描かれるのは、典型的な統合失調症ではありません。それらはASDベースの一過性の精神病症状だったり、統合失調感情障害だったりします。

本作は、主人公ピーターの生育歴を考えると、典型的な統合失調症を描いているともいえる映画です。

ピーターの母親が、「幼少期はよく寝る子で手がかからなかった。高校の成績は優秀で大学に進学。大学に進学したがすぐ退学。その後悩んでいた」と生育歴を語るシーンがあります。ピーターは大学進学後に統合失調症を発症したものと思われ、統合失調症の好発年齢の20歳前後から30代前半に当てはまります。

ちなみにＡＳＤは0歳から18歳の間に精神症状が出現します。もちろん、ＡＳＤベースの統合失調症の場合も多く、ＡＳＤから統合失調症を発症しているのかどうか、ＡＳＤと統合失調症との症状の鑑別が時に困難となります。

ＡＳＤには、被害的思考、特に被害関係念慮（知らない人が自分のことを悪く言っているのではないか？　など被害的に自分と関係づけること）や、不安障害の項（50ページ参照）で述べた視線恐怖がときにあり、生育歴を再度聞くことや被害的思考の内容を検討することが大事です。

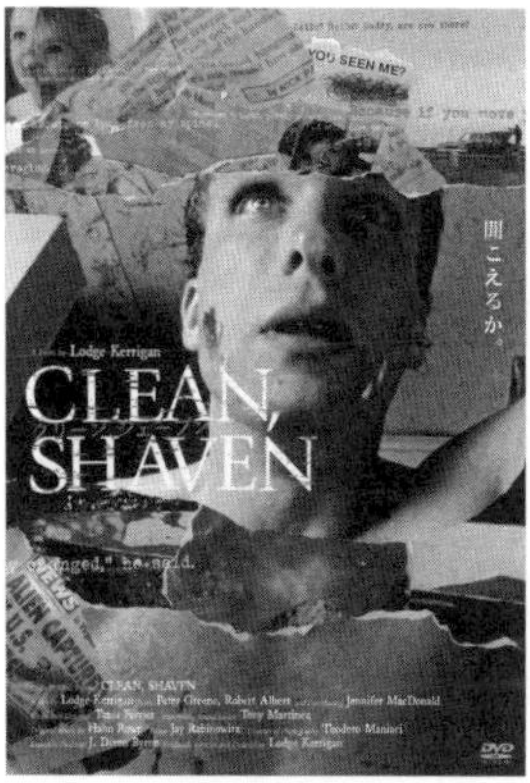

Blu-ray：￥2,750（税込）／DVD：￥2,090（税込）／発売・販売：キングレコード

強迫性障害

恋愛小説家

※本映画では主人公が強迫性障害であることは明示されていません。その可能性に関する記述およびそれに基づく映画の分類は私の見解によるものです。

製作年／１９９７年　**製作国**／アメリカ　**監督**／ジェームズ・L・ブルックス

〈あらすじ〉甘い恋愛小説でベストセラーを連発する人気作家、メルビン（ジャック・ニコルソン）。しかしその正体は、極度の潔癖症で毒舌家。偏屈で嫌われ者の彼が、行きつけのレストランで働くシングルマザーのウェイトレス、キャロル（ヘレン・ハント）に恋をする。病弱な息子を抱える彼女の力になろうとするメルビンだが、口を開けば暴言ばかり。恋愛小説家の不器用な恋の行方は？

主演のジャック・ニコルソンとヘレン・ハントが揃ってアカデミー主演男優賞と主

演女優賞を受賞した作品。「カッコーの巣の上で」（1975年）など、さまざまな映画で男優賞を受賞したジャック・ニコルソンの、強迫性障害の気難しい小説家メルビンを演じる姿が素晴らしい映画です。

映画はメルビンの強迫症状から始まります。鍵をかけたか電気を消したかを「1・2・3・4・5」と数え確かめ、手洗いの際、石鹸は1回使ったら捨てます。道路の割れ目やつなぎ目を踏まず、よけて歩きます。

行きつけのレストランでは自分のテーブルが決まっており、マイスプーン、マイフォークを持参しています。朝食は「卵3個の目玉焼き、ソーセージにポテトフライ、パンケーキにコーヒー、砂糖はダイエットシュガー」と決めており、ヘレン・ハントが演じるウェイトレスのキャロルから「栄養が偏るわよ」といわれるシーンがあります。

強迫性障害の強迫症状と、ＡＳＤの反復的行動（こだわり行動）の症状が似ていることは前述しました（37ページ参照）。主人公メルビンの強迫行為の一部は、ＡＳＤのこだわり行動の可能性もありそうです。

毎日の行動に細かいルールが決まっているなどは、ＡＳＤのこだわり行動かもしれません。また、食べ物の偏りはこだわりの症状かもしれませんが、ＡＳＤの感覚過敏の可能性もあるかもしれません。

映画の中ではメルビンの生育歴の情報がありませんので、なんともいえませんが、ＡＳＤの有無については生育歴を聞くことが大事です。

恋愛によって薬物療法を受けるようになったメルビンは、最後よい結末を迎えました。見ていて心温まるストーリーです。

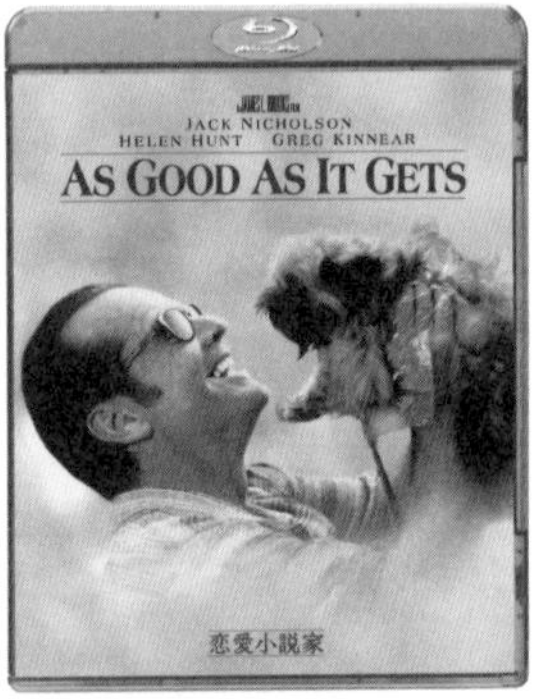

デジタル配信中／Blu-ray：2,619円（税込）／DVD：1,551円（税込）／発売・販売元：ソニー・ピクチャーズ エンタテインメント

PTSD

ランボー

※本映画では主人公がPTSDであることは明示されていません。その可能性に関する記述およびそれに基づく映画の分類は私の見解によるものです。

製作年／1982年　**製作国**／アメリカ　**監督**／テッド・コッチェフ

〈あらすじ〉ベトナム戦争の帰還兵、ランボー（シルベスター・スタローン）は、戦友を訪ねた先の田舎町で、不審なよそ者として保安官に目をつけられ、不当に逮捕され暴力的な取り調べを受ける。ベトナムの戦地で受けた拷問の記憶がよみがえったランボーは、発作的に保安官たちを倒して山中へ逃走。執拗に彼を追う者たちに、特殊部隊仕込みのスキルで立ち向かうランボーの孤独な戦争が始まる。

デイヴィッド・マレルの『一人だけの軍隊』を原作とする、シルベスター・スタローン主演の「ランボー」シリーズ第1作。ベトナム帰還兵の心情、姿を描いた重いストーリーですが、途中は娯楽的なアクション映画のように描かれている部分もあり、全体的な重苦しさを和らげられているところが見やすさのポイントなのかもしれません。

ＰＴＳＤには、ＩＣＤ−11から「複雑性ＰＴＳＤ」という概念が導入されましたが（39ページ参照）、本作はそれに対しての「単純性ＰＴＳＤ」に相当します。

本作はＰＴＳＤの３大症状である「再体験症状」の、解離性フラッシュバックがわかりやすく描かれているほか、その症状の１つである悪夢についてもランボーが語っているため、ＰＴＳＤの映画として本作を選びました。

保安官に暴力的な取り調べを受けるうちに、ランボーの脳裏にベトナムで捕虜になり、すさまじい拷問を受けたときの記憶がよみがえるシーンがリアルに描かれていますが、これが「解離性フラッシュバック」で、ＰＴＳＤの「再体験症状」です。

その後、保安官に対して過度の警戒心を持ち、無謀な自己破壊行動ともいえる逃走劇が始まります（「過覚醒症状」）。

また、「回避麻痺症状」もみられます。保安官から攻撃を受けて、ベトナム戦争を思い出さないよう、山の中、穴の中へ引きこもろうとする様子が窺えます。しかし、そうすればするほど保安官が攻撃してくるため、ランボーの怒りは何度も暴発し、ランボー対保安官たちの壮絶な戦いになっていきます。

終盤、ベトナム戦争時代の上司であった大佐のひと言で、ランボーはおとなしくなります。そしてランボーは、自身の目の前で、戦友が自爆テロにて手足がバラバラになって亡くなったという悪夢を毎日見ると泣きながら語ります。ランボーの「再体験症状」の悪夢を聞くことで、彼がベトナム戦争によるPTSDを患っていることがよくわかります。

ASDのフラッシュバックは、本作のようなすさまじい内容ではなく、恥ずかしかったことなど些細《ささい》な内容もあります。また、フラッシュバックは音声で「聞こえる」場合もあり、幻聴と間違えられること（36ページ参照）もあります。

「（単純性）PTSD」に対して、「複雑性PTSD」などトラウマ関連障害については、「愛着障害」（129ページ参照）の映画で述べます。

相貌失認

フェイシズ

製作年／２０１１年　**製作国**／アメリカ・フランス・カナダ合作　**監督**／ジュリアン・マニャ

〈あらすじ〉 小学校教師のアンナ（ミラ・ジョボビッチ）は、ある夜、女性を殺害してレイプし、涙を流す、「涙のジャック」と呼ばれる連続殺人鬼の犯行現場に出くわす。犯人に追われ、川に転落したアンナは、その事故により人の顔が判別できない「相貌失認」の状態となってしまう。目撃したはずの犯人の顔をなんとか思い出そうとするアンナに、「涙のジャック」の影が忍び寄る。

ミラ・ジョボビッチ主演のサスペンス映画。主人公アンナは、女性ばかりを狙う連続殺人鬼の犯行現場を目撃したがために、犯人に追いかけられ川に転落してしまいます。頭部を強打し、「相貌失認」という状態に陥ってしまいます。

映画の中では、大脳の中の側頭葉という部分の損傷により、顔の認識ができない状態であると説明がありました。

本作は「相貌失認」を題材にしている点においては面白いと思いましたが、サスペンスとしてはあまり面白くないかもしれません。映画の中で、いろいろな男性が主人公に近づきますが、顔が認識できない主人公は、男性のネクタイで相手を識別します。実際は男性の声などでもわかりそうな気がします。

ASDでは、人の顔を覚えられず、日常生活に困難をきたしている人もいますが、ASDの人は他人に対する興味が乏しいために人の顔を覚えられない傾向があり、「相貌失認」とは違う病態です（41ページ参照）。

ＡＤＨＤと類似した疾患がカギとなっている作品

躁状態とうつ状態を繰り返す双極性障害（双極症）は、躁状態がＡＤＨＤの多動・衝動性と、うつ状態がＡＤＨＤの不注意の特性と、それぞれ見分けがつきにくいことがあります。

双極性障害（双極症）では、躁状態が1週間以上、軽躁状態が4日以上、うつ状態が2週間以上持続するとされますが、ＡＤＨＤの場合の気分変動は、多くは1日のうちなどごく短期間のうちに生じます。

境界性パーソナリティ障害は、衝動的な自傷行為などがみられ、ＡＤＨＤの衝動性による行動との鑑別が必要になることがあります。

双極性障害（双極症）

世界にひとつのプレイブック

製作年／2012年　**製作国**／アメリカ　**監督**／デビッド・O・ラッセル

〈あらすじ〉妻の浮気が原因で精神疾患を抱え、すべてを失ったパット（ブラッドリー・クーパー）。妻とよりを戻そうとする彼の前に、夫を亡くして心に傷を抱えたティファニー（ジェニファー・ローレンス）が現れる。人生の希望を取り戻すため、ダンスコンテストに出場することを決意したティファニーは、強引にパットをパートナーに指名。型破りなティファニーに振り回されながらも、パットは彼女とふたりでコンテストに挑む。

デビッド・O・ラッセル監督作品。監督の息子が双極性障害と強迫性障害を患っているという接点があるために、監督が物語に引き込まれ作成されました。

双極性障害を患っているパットは、妻ニッキーとの結婚式で流したスティービー・

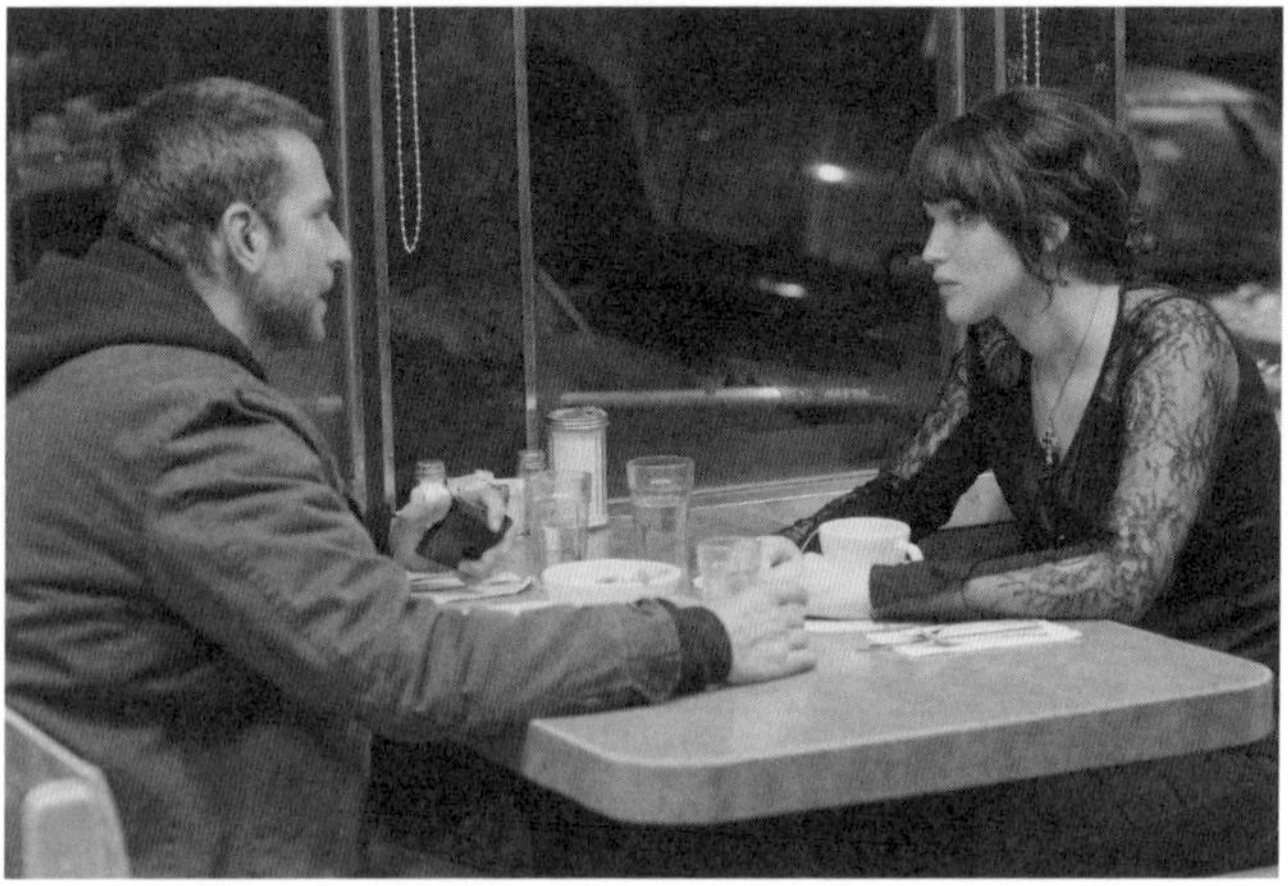

ワンダーの楽曲「マイ・シェリー・アモール」が流れる自宅で、妻と同僚教師の浮気現場に遭遇します。その場で浮気相手を暴行したため精神病院に8か月間入院します。

退院し、両親と暮らしていましたが、薬を飲むと頭がぼんやりすると言い、薬を飲みたがりません。ヘミングウェイの小説『武器よさらば』を夜通しで読み終えた後、興奮状態で本を窓に投げつけ、窓ガラスを破ります。そして朝方に両親を起こし、本の内容が気に食わないなどと多弁に語ります。

ある時は結婚式のDVDを家中朝方まで探し、家族で揉《も》めた上、近所迷惑となり警察沙汰となります。

心療内科の待合室で「マイ・シェリー・アモール」が流れるやいなやイライラし、本棚に八つ当たりしします。

パットは、活動性の亢進、睡眠欲求の減少、多弁など、双極性障害の躁状態の症状がみられれます。躁状態というと、気分が高揚し陽気なイメージがありますが、逆にパットのように些細なことにイライラし、自分を制御できない「易刺激性」を認めることもあります。

躁状態に妄想が付随する場合もあります。自尊心が肥大すると自分が偉くなったような気がしたり、偉いと思い込んだりする誇大妄想が出現します。

映画の中のパットは躁状態がメインでしたが、双極性障害とは、躁状態とうつ状態を周期的に繰り返す状態です。躁状態の多動・多弁、衝動性と、ADHDの多動・衝動性は鑑別が難しい場合もあります。さらに、臨床上では双極性障害とADHDの併存はしばしばみられます（42ページ参照）。

パットの友人の妹ティファニーは、夫と死別したショックで性依存となり、女性を含む職場の同僚全員と関係を持ったことで仕事を失います。パットと薬物療法の話題で盛りあがります。ティファニーについてはあまり情報がないのですが、ティファニーもパットと同様の病態なのかもしれません。

最後のダンスシーンは、楽曲の選択もいいですし、クリスマスシーズンも重なって、とてもよい終わり方になっています。

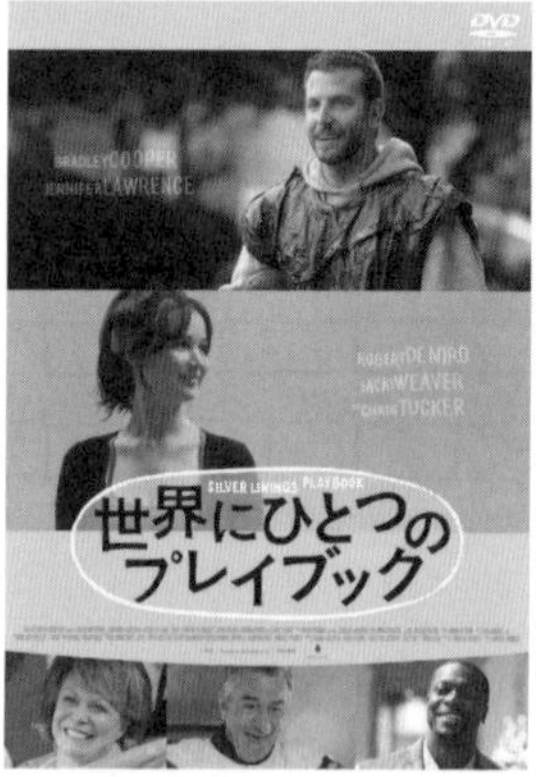

Blu-ray：¥2,200（税込）／DVD：¥1,257（税込）／発売・販売元：ギャガ

境界性パーソナリティ障害

17歳のカルテ

製作年／1999年　**製作国**／アメリカ　**監督**／ジェームズ・マンゴールド

〈あらすじ〉 自殺未遂ののち、両親のすすめで精神病院に入院したスザンナ（ウィノナ・ライダー）。そこで境界性パーソナリティ障害と診断された彼女は、病棟のリーダー格でエキセントリックなリサ（アンジェリーナ・ジョリー）をはじめ、それぞれに心の病を抱えた同年代の少女たちと出会う。彼女たちとの交流を経て、スザンナは少しずつ自立心を取り戻していく。

スザンナ・ケイセンの自伝『思春期病棟の少女たち』を原作とした、ウィノナ・ライダー主演の映画。ウィノナ・ライダーは、自身も境界性パーソナリティ障害で精神科に入院歴があり、原作に惚れ込み、自ら制作総指揮を買って出た作品です。アンジェリーナ・ジョリーも出演し、アカデミー助演女優賞を受賞しています。

スザンナは境界性パーソナリティ障害、リサは反社会性パーソナリティ障害、スザンナと同室のジョージーナは虚言癖、デイジーは摂食障害（ベースには父親との近親相姦）など、いろいろな精神疾患で少女たちが入院しています。

舞台は1960年代のアメリカ。フロイトが創始した精神分析的な治療が盛んだった頃のお話なので、パーソナリティ障害や摂食障害などの疾患がクローズアップされています。入院治療の中で、対人関係を取り扱いながら治療が進められることが多い時代でした。

彼女らは現代であれば、ＡＤＨＤの診断もつきそうな人が多いような気がします。境界性パーソナリティ障害とＡＤＨＤの症状は似ていますが、違う点は「操作性」です。スザンナは大量服薬や性的逸脱行為があるものの、病棟内での人間関係で、他の人を操作するような行動はあまりみられなかった印象があります。

ＡＤＨＤの衝動性の強いケースでは、学童期に反抗挑戦性障害を経て、思春期前後に素行障害を呈し、成人期には最悪の場合、反社会性パーソナリティ障害にまで移行することがあります。このように年齢があがるにつれ、負の連鎖として進行する症状の変遷は「ＤＢＤマーチ」と呼ばれます（24ページ参照）。

リサは反社会性パーソナリティ障害で入院していますが、小児期はＡＤＨＤがあったのかもしれません。もしリサがＡＤＨＤであるとしたら、小児期の早期介入が本人と社会にとってよい結果をもたらしますね。

スザンナと同室のジョージーナは、虚言癖で入院していますが、発達障害を鑑別診断に入れることも考えたほうがよさそうです。発達障害の人は感情のコントロールが難しく、感じたことを衝動的に口走ってしまう傾向があります。そのため、話したことが事実とは限らない場合があります。話のつじつまが合わず、自分を守るために嘘を重ねる傾向があり、その嘘はすぐにわかるものであることが多いです。

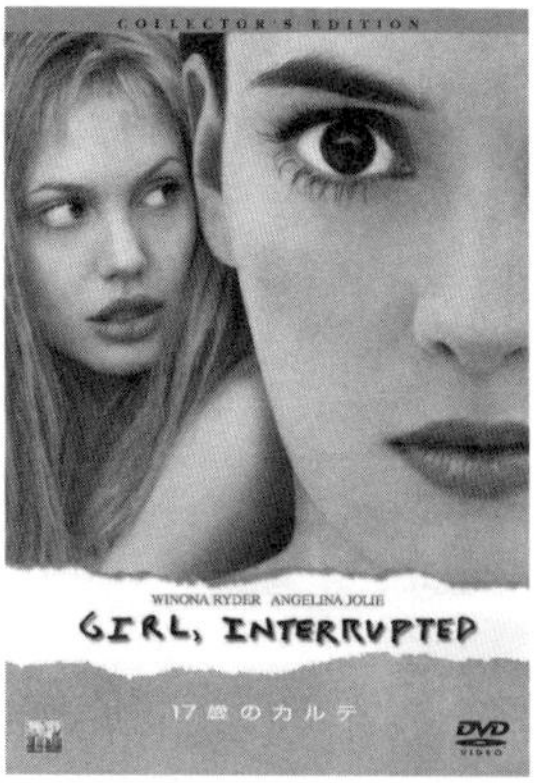

デジタル配信中／DVD：1,551円（税込）／発売・販売元：ソニー・ピクチャーズエンタテインメント

ＡＳＤ・ＡＤＨＤ両方と類似した疾患がカギとなっている作品

うつ病の意欲低下による表情の乏しさは、ＡＳＤと混同されやすく、不注意によるミスや物忘れがみられることがある点では、ＡＤＨＤとも共通しています。

幼児期に養育者との愛着がうまく形成されないことによる「愛着障害」には２つの

タイプがあり、「反応性愛着障害」はＡＳＤと、「脱抑制愛着障害」はＡＤＨＤと、それぞれ症状の類似がみられます。

「愛着障害」「複雑性ＰＴＳＤ」「発達性トラウマ障害」「アダルトチルドレン」は、大まかには近似した意味を持つととらえてよいと思います。「人格障害」に通じる場合もあります。

愛着障害（トラウマ関連障害）

バッファロー'66

※本映画では主人公が愛着障害であることは明示されていません。その可能性に関する記述およびそれに基づく映画の分類は私の見解によるものです。

製作年／１９９８年　**製作国**／アメリカ　**監督**／ヴィンセント・ギャロ

〈あらすじ〉5年の刑期を終えて出所し、故郷バッファローへ帰るビリー（ヴィンセント・ギャロ）。母親に電話で「妻を連れていく」と嘘をついてしまった彼は、通りがかりの少女レイラを拉致して妻のフリをするよう強要する。ビリーとともに過ごすうち、レイラは彼の過去を知り、少しずつ彼に好意を抱いていく。しかしビリーには、果たさなければならない復讐が残されていた。

監督兼主演のヴィンセント・ギャロの自伝的映画。低予算ながら、一部の映画ファンにカルト的な人気を誇っています。カルト的な選曲、グレーを基調とした色彩感覚、小津安二郎監督の影響を受けたという、固定カメラ中心の独特な映像が特徴です。

映画の主人公の名前はビリー・ブラウン。「バッファロー'66」のタイトルは、バッファロー・ビルズというアメリカン・フットボールのチームが1966年に地区優勝したことに由来しています。

この優勝の日にビリーが生まれたため、母親は優勝の瞬間をテレビで見ることができませんでした。以後、同チームが優勝することはなく、母親はいまだにビリーが生まれたことを恨んでいます。ビリーは「妻のふりをしろ」と拉致したレイラと一緒に実家に戻りますが、母親はアメフト観戦に夢中で、息子の数年ぶりの帰省にそこまで喜んでいる様子はありません。

母親は、息子がカカオアレルギーであることを忘れ、チョコレートをすすめます。また、息子に対して「ビリーなんて産まなければよかった」などの発言があります。

映画の中では、ビリーの幼少期の回想シーンが時々出てきます。幼少期から母親の息子に対しての無関心・無視が窺われ、存在否定の発言もみられます。また、家庭内では怒声が響き渡り、ビリーは幼少期からリラックスできるような家庭環境ではなかったことが窺えます。

小児期のビリーは愛着障害の中の「反応性愛着障害」の可能性がありそうです。「反応性愛着障害」は、ＡＳＤの症状との類似がみられます（45ページ参照）。反復的な行動、つまりこだわりの症状はあまりみられないものの、人との交流が少なく、人に頼ることが苦手、顔の表情があまり動かない、時に攻撃的な言動がみられるなど、ＡＳＤとの類似症状がみられます。

親からの愛情をあまり受けられず、人を信用できなかったビリーがレイラとの奇妙な出会いによって愛情というものを感じ、人を信用し始める一歩を踏み出した本作。とても心温まる映画であり、また、個人的にはボーリング場でのダンスシーンが大好きです。

うつ病

ツレがうつになりまして。

製作年／2011年　**製作国**／日本　**監督**／佐々部清

〈あらすじ〉売れない漫画家の晴子（宮﨑あおい）と、仕事をバリバリこなすサラリーマンの「ツレ」こと幹夫（堺雅人）は、結婚5年目の仲良し夫婦。しかし、激務のストレスからツレがうつ病に。晴子はツレに退職を迫り、ツレは会社を辞めて主夫になる。家計のピンチを救うため、晴子はふたりの生活を漫画にして編集部に持ち込むことに。やがてツレの体調も回復に向かっていき……。

細川貂々《てんてん》による同名のコミックエッセイを原作とした映画化。NHK大河ドラマ「篤姫《あつひめ》」（2008年）以来の宮﨑あおいと堺雅人の夫婦役がとてもよく、ほのぼのした気分になることができます。

主人公の晴子は夫の幹夫を「ツレ」と呼んでいます。ある日ツレは、抑うつ気分、意欲低下、体のだるさ、食欲低下、睡眠障害、希死念慮を訴え、心療内科で内因性のうつ病と診断されます。

家族がうつ病になると、支える家族も大変です。夫を支える晴子は「私も頑張らない」と無理をせず、夫が精神的負担を感じないように支えます。うつ病の治療では、薬物療法もそうですが、まわりの支え方によって回復状況が変わります。本作では、妻の支え方がとても素晴らしいです。

ただ一点、ツレこと幹夫は受診時の診断はうつ病ではあったのでしょうが、ベースにはＡＳＤがありそうです。曜日によってネクタイの柄が違い、お弁当のチーズも曜日によって種類が違います。ＡＳＤのこだわりの症状といえるかもしれません。

昔からうつ病の病前性格として、几帳面、真面目、変化に対する順応性が低いなどの性格傾向が指摘されてきましたが、ＡＳＤのこだわりの症状と通じるものがあります。ＡＳＤの人の性格は基本頑固で、真面目、変化に対応するのを苦手としています。うつ病の病前性格がある場合は、ＡＳＤもあるかもという視点で診ることが大事です。

併存・依存症関連がカギとなっている作品

２０１３年に改訂された、精神疾患の国際的な診断基準・診断分類であるＤＳＭ－５では、10の物質関連障害、すなわち①アルコール、②カフェイン（覚醒剤を含む）、③大麻（マリファナを含む）、④幻覚薬（ＬＳＤ、ＭＤＭＡなど）、⑤揮発性溶剤（シンナーなど）、⑥アヘン・モルヒネ・ヘロイン、⑦鎮痛薬・睡眠薬・抗不安薬、⑧精神刺激薬（コカインなど）、⑨タバコ、⑩他の物質に加えて、新しく非物質関連障害群である「ギャンブル障害」が加わりました。

また、2018年にWHOが公表したICD－11（国際疾病分類第11版）には、依存症の項目に新しく「ゲーム障害」が加わりました。

脳内には、「脳内報酬系」と呼ばれる部位があり、この部位が働くと気持ちよさ、ワクワク感、多幸感などが生じます。

アルコールなどの薬物を過剰に摂取すると、「脳内報酬系」が強く反応し、ドーパミンという快楽物質が大量に作られ、放出されます。しかし、物質を使い続けて依存状態になると、この部位は快楽に鈍感となり、むしろ不快な情動が上回るようになります。その不快さを和らげるために、さらにアルコールなどの薬物を使用することにより、依存症という負のループに陥ります。

ギャンブル障害もゲーム障害も、アルコールなどの物質と同様に「脳内報酬系」の異常が生じることがわかったために、同じカテゴリーに分類されるようになりました。DSM－5やICD－11では取り上げられていませんが、「買い物による浪費、借金」「恋愛依存、性依存」も、依存症に共通する面があると考えられます。

依存症全般にいえることですが、アルコール依存、薬物依存、ギャンブル依存などは衝動性を伴うものです。発達障害、とくにＡＤＨＤは、衝動性の問題で依存症と合併するケースが多くみられます。

また、発達障害の方々は社会の中で生きづらさを感じている人が多いです。その生きづらさを一時的にでも忘れられる、魔法の物質や快楽として手を染め、抜け出せなくなることもあります。

アルコール依存

アナザーラウンド

※本映画はアルコール依存症を題材としたものではありません。アルコール依存症との関連についての記述およびそれに基づいた映画の分類は私の見解によるものです。

製作年／２０２０年　**製作国**／デンマーク　**監督**／トマス・ヴィンターベア

〈あらすじ〉さえない高校教師マーティン（マッツ・ミケルセン）と同僚３人は、「血中アルコール濃度を一定に保つと仕事の効率がよくなり、想像力がみなぎる」という仮説を検証するため、仕事中でも酒を飲み、ほろ酔い状態を保つ実験を始める。すると、授業が楽しくなり、生徒たちとの関係も良好に。それぞれの人生が好転していくかに見えたが、実験が進むにつれて制御不能になっていく。

冒頭にも書いていますが、結論からいうと、本作はアルコール依存症の映画ではありません。「この状態が1年以上続けばアルコール依存症になる」という映画です。デンマークの人気俳優マッツ・ミケルセンが主演で、２０２１年の第93回アカデミー賞にて国際長編映画賞を受賞した映画。マッツは元々ダンサーであり、映画の最後にはマッツのキレッキレのダンスを見ることができるのも、本作の醍醐味です。

デンマークでは、酒類の購入は16歳以上に認められているため、日本人が見ると違和感があるかもしれません。試験の面接の際、生徒の緊張を和らげるために、教師が

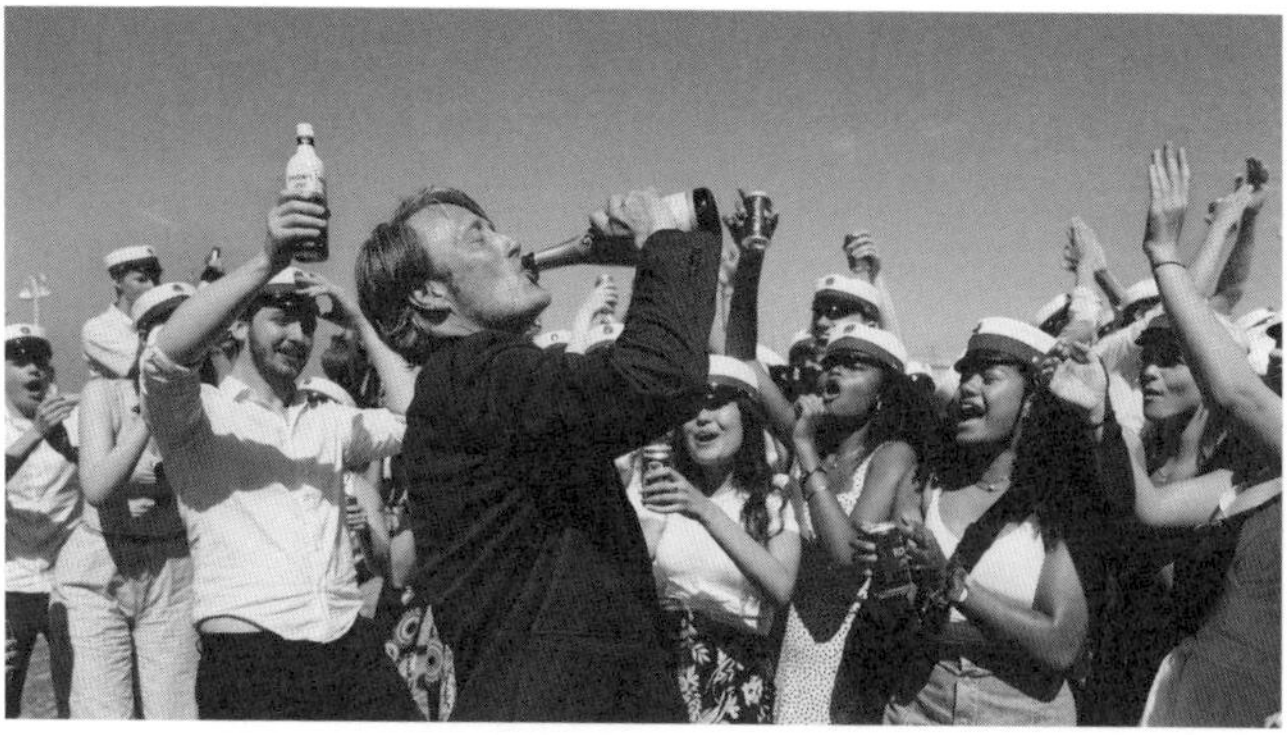

生徒にお酒をすすめるシーンがありますが、何も知らずに見ると違和感があります。
　主人公マーティンは、もともと優秀な研究者でしたが、大学のポストを断念し、現在は高校の歴史の教師をしています。生徒からも軽んじられ、家庭もうまくいっていない、いわばうつ状態の中年男性です。
　彼を含めた同僚男性４人が集まり、ノルウェー人の哲学者、フィン・スコルドゥールが提唱する「人間の血中アルコール濃度は０・０５％が理想」という説を検証しようとします。
　アルコール濃度が０・０５％のときは、仕事も家庭もうまくいくのですが、血中濃度を上げていくと個々人の問題が顕著になっていきます。４人の社会生活に支障が生じたため、アルコール依存症になる前に、アルコールをほどほどに飲むようにするところで検証実験が終わります。

アルコール依存症を描いた映画には、「失われた週末」（1945年）、「酒とバラの日々」（1962年）があり、アルコールの離脱症状（禁断症状）などをみることができます。しかし本作は、アルコールが適量であれば人生をいい方向へ向かわせることができるし、アルコールがなければ歴史は変わっていたという点について触れているのも面白いです。ちなみにヘミングウェイ、ルーズベルト、チャーチルは大酒飲みで、ヒトラーは滅多にお酒を飲まなかったそうですね。

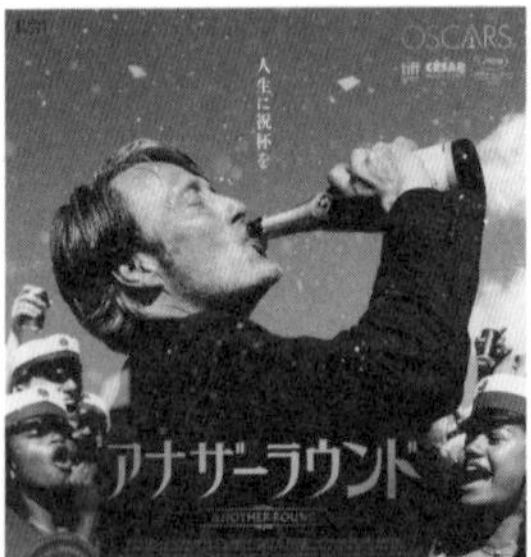

デジタル配信中／Blu-ray+DVDセット：¥5280（税込）／発売元：クロックワークス／販売元：TCエンタテインメント

薬物依存

トレインスポッティング

製作年／1996年　**製作国**／イギリス　**監督**／ダニー・ボイル

〈あらすじ〉ヘロイン中毒のレントン（ユアン・マクレガー）は、仲間たちとつるんで自堕落な日々を送っていた。万引きで逮捕された彼は更正を決意し、スコットランドからロンドンへ出て就職するが、仲間たちが会社に押しかけてきてクビになる。地元に戻った彼らを待っていたのは、ドラッグ漬けで死んだ友人の葬式。絶望感の中、彼らは人生を変えるため、一攫千金の賭けに出る。

「スラムドッグ$ミリオネア」（2008年）などのダニー・ボイル監督、そして主演のユアン・マクレガーの出世作です。スコットランドを舞台に、ヘロイン中毒の若者達の日常が描かれています。公開当時、オシャレ映画として日本でも流行りました。

クラブ調の音楽が次々流れ、見る人をも中毒にさせるような作品です。

ヘロインとは、ケシの実から作られるアヘンを改良したモルヒネ（がんなどの疼痛《とうつう》に対して鎮痛薬として処方される）を、さらに改良した薬物です。ヘロインの依存性は心身ともにかなり強く、世界的には乱用薬物の代表格ですが、日本での乱用は少数です。

ヘロインは、中枢神経抑制薬（いわゆるダウナー系ドラッグ）に分類され、ほかに大麻（マリファナなど）や向精神薬が含まれます。

ドーパミンをつくる神経細胞の働きを抑制している「ロック細胞」の働きを弱めることで、結果的にドーパミンの放出を増やす薬物です。逆に、中枢神経興奮薬（いわゆるアッパー系ドラッグ）は、ドーパミンなど、神経伝達物質の放出を促す薬物で、覚醒剤、コカイン、ＭＤＭＡなどが含まれます。

本作では、主人公レントンのヘロインの離脱症状（禁断症状）の描写が１つの見どころです。レントンは全身発汗し、うなされ、のたうちまわります。さまざまな人が幻視として現れますが、ヘロイン中毒の女性が産み、死んだはずの赤ちゃんのドーンが天井をハイハイしている幻視が印象的です。オカルトブームを巻き起こしたホラー映画「エクソシスト」（1973年）へのオマージュなのか、赤ちゃんの首が180度回転します。また、注射の回し打ちに伴うエイズ感染の不安が、クイズ番組の幻覚として現れます。

日本における薬物依存患者は、覚醒剤依存が約半数を占めます。覚醒剤は一度ハマるとやめるのが難しいということの表れともいえます。

ギャンブル依存

凪待ち

製作年／2019年　**製作国**／日本　**監督**／白石和彌

〈あらすじ〉ギャンブルから足を洗い、恋人の亜弓（西田尚美）とその娘、美波（恒松祐里）とともに、亜弓の故郷、石巻で再出発しようとした郁男（香取慎吾）。しかしある夜、車中で亜弓と口論になった郁男は、亜弓を車から降ろしてしまい、その後、亜弓は何者かに殺される。恋人を失い、職場の同僚からは犯人と疑われ、絶望した郁男は再びギャンブルに手を出してしまう。

「狐狼の血」（2018年）などの作品で有名な白石和彌監督作品。競輪にはまるギャンブル依存症の男（香取慎吾）が主人公の、サスペンス的要素もある映画です。

2013年に改訂となったDSM－5より、アルコールなどの物質関連障害と同様、非物質関連障害として「ギャンブル障害」が追加されました。アルコールなどの物質関連障害（依存症）と、ギャンブル障害に陥る脳の状態が同じであることは前述しました（134ページ参照）。

ギャンブルとは、あるものを賭けてより価値のあるものを手に入れる行為をいいます。競馬、競輪、競艇などの公営ギャンブルや宝くじ、パチンコ、スロットなどの遊技があてはまります。

ギャンブル依存とは、その人の人生に大きな損害が生じるにもかかわらず、ギャンブルを続けたいという衝動が抑えられない状態をいいます。勝ちを追い求めて、貯金を使い果たし、借金が膨らみ、盗みに手を染めてしまうことがあり、最終的には生活が破綻してしまい、深刻な事態に陥ります。

本作の主人公、郁男は恋人を殺された挙句、同僚からも疑われ、次々と絶望的な出来事に襲われます。そのため、再度競輪に手を出し、他人のお金まで使って競輪にのめり込んでいく様子が描かれています。

東日本大震災の復興を続けている石巻にて、同時に郁男の「喪失と再生」のストーリーが繰り広げられた作品です。

買い物依存

お買いもの中毒な私！

製作年／２００９年　**製作国**／アメリカ　**監督**／Ｐ・Ｊ・ホーガン

〈あらすじ〉買い物中毒のレベッカ（アイラ・フィッシャー）は、ファッション雑誌の編集者を目指していたのに、ひょんなことから経済雑誌の編集部に採用される。イケメン上司のルーク（ヒュー・ダンシー）に見込まれ、さらには自らのお買い物経験を武器にしたコラムが大評判に。カードの支払いに追い立てられながらも、お買い物がやめられないレベッカが、弱点を乗り越え恋と仕事をつかんでいく。

ドラマ「セックス・アンド・ザ・シティ」の人気スタイリスト、パトリシア・フィールドが手がけた衣装が使用されており、洋服が好きな方には目の保養にもなる映画です。

ニューヨークの園芸雑誌の編集部で働く主人公レベッカは、一流ファッション誌の記者になることを夢見ています。そんな彼女は、かなり重症の「お買い物中毒」。ブランド・ショップやセールの文字を見ると、我を忘れて買い物に走り、カード会社からの莫大な請求を迫られる毎日。親友のスーズのアドバイスもあり、買い物依存症の自助グループに参加したり、イケメン御曹司ルークとの接近があったり。ペンネーム「グリーン・スカーフ・ガール」ことレベッカは、最後どうなるのでしょう？

買い物依存症は、DSM－5やICD－11には記載されていませんが、アルコールや覚醒剤などの物質依存症や、ギャンブル依存症などの非物質依存症と同じ病態と考えられています。

買い物依存症とは、買い物に対する過剰なこだわり、すなわち買った「もの」への執着がなく、「買う」というプロセスに依存してしまっている状態です。買ったものへの関心は薄く、大量に買っても放置されます。主人公レベッカの部屋の中も、使っていない洋服でいっぱいでした。

そして、買いたい衝動をコントロールできないのも特徴です。これはADHDとの関連が大きく、ＡＤＨＤの約30％に買い物依存がみられるといわれます。

加えて、買い物のしすぎにより著しく困難な事態に陥りますが、それを繰り返してしまいます。その結果、多額の借金や自己破産など、経済的な破綻に至ります。

最近はインターネットで簡単に買い物ができるため、買い物依存症を助長しやすい世の中になっています。

性依存・恋愛依存

ＳＨＡＭＥ ―シェイム―

製作年／２０１１年　**製作国**／イギリス　**監督**／スティーブ・マックイーン

〈あらすじ〉 仕事以外のすべての時間を、性欲処理の行為に費やしているブランドン（マイケル・ファスベンダー）。そんな彼のアパートに、妹のシシー（キャリー・マリガン）が

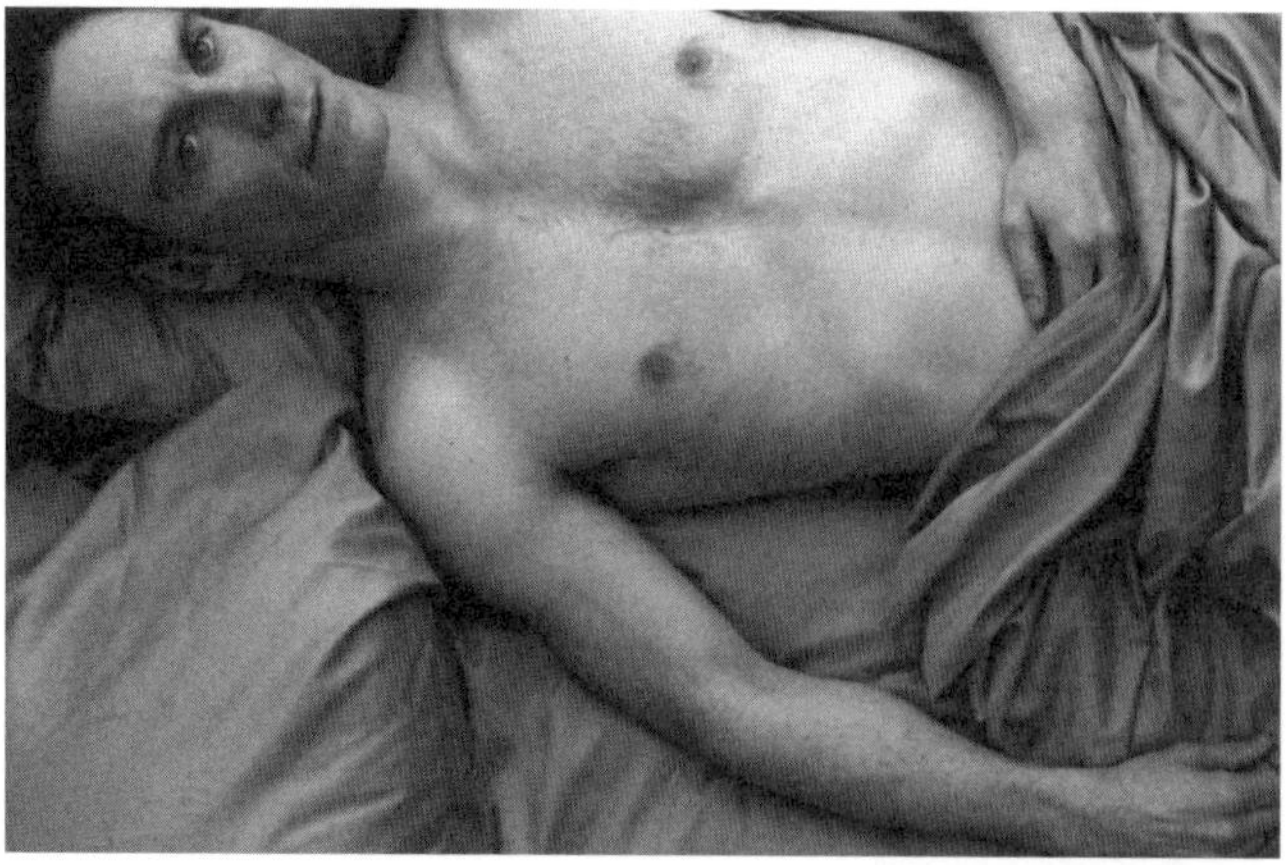

転がり込んでくる。他者の愛を渇望するシシーと、他者との心のつながりを拒絶するブランドン。相容れないふたりは激しく衝突し、互いにいっそう孤独を深めていく。そんなある日、ブランドンのもとに衝撃的な連絡が入る。

映像美と音楽性に優れ、芸術的な映画に仕上がっており、様々な賞を受賞したスティーブ・マックイーン監督作品。ニューヨークでエリートサラリーマンとして働く主人公ブランドンは、性依存症から抜け出せません。そんなブランドンのもとに、恋愛依存症でリストカット癖のある妹シシーが転がり込んできます。

兄妹はアイルランドの出身です。シシーが当時のことを「私たちは悪い人間ではない。ただ悪い場所にいただけだ」という場面があります。地元アイルランドで何があったかは語られていません。妹シシーがバーで楽曲「ニューヨーク・ニューヨーク」をセクシーに歌い上げるシーンや、歌い終わったあとに兄ブランドンが涙を拭うシーンが印象的です。実親もしくは義理の親からの性的な何かがあったのでしょうか?

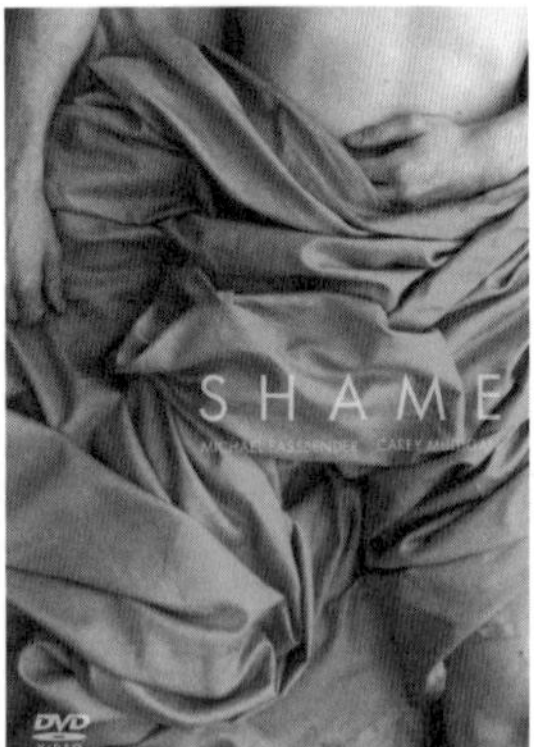

Blu-ray：￥2,200（税込）／DVD：￥1,257（税込）／発売・販売元：ギャガ
©2011 New Amsterdam Film Limited, Channel Four Television Corporation and The British Film Institute

本作は兄妹の過去の性的虐待などトラウマ関連障害を仄《ほの》めかす内容でしたが、ADHDでも性依存症、恋愛依存症が合併することがあります。性依存症や恋愛依存症は、物質依存やギャンブル依存と同じ病態と考えられています（134ページ参照）。

ＡＳＤ、ＡＤＨＤと併存する疾患がカギとなっている作品

ＡＳＤやＡＤＨＤの人が、生きづらさによるストレスから、適応障害（抑うつ状態）を発症するケースや、そこからうつ病へ移行するケースは少なからずあります。パニック障害などの不安障害は、とくにＡＳＤ、ＡＤＨＤともに併存が多くみられます。

摂食障害では、いわゆる拒食症はこだわりの強さとの関連でＡＳＤと、過食症は衝動性との関連でＡＤＨＤと、それぞれ併存しやすいことがわかっています。また、ＡＳＤのこだわりやＡＤＨＤの衝動性により、異物を日常的に食べる異食症の症状がみられることもあります。

「どもり」ともいわれる吃音症、チック障害の１つであるトゥレット症候群も、ＡＳＤやＡＤＨＤと併存することが多いといわれています。

適応障害

ちょっと今から仕事やめてくる

※本映画では登場人物が適応障害であることは明示されていません。その可能性に関する記述およびそれに基づいた映画の分類は私の見解によるものです。

製作年／２０１７年　**製作国**／日本　**監督**／成島出《いずる》

〈あらすじ〉ブラック企業での激務で精神的に追い詰められた隆（工藤阿須加）は、疲労で意識を失い、電車にはねられそうになったところを、ヤマモトと名乗る男（福士蒼汰）に助けられる。幼なじみだというが、隆の記憶にはない謎《なぞ》の男、ヤマモトと出会って以来、隆は明るさを取り戻し、仕事も順調に。ところがある日、隆はヤマモトが3年前に自殺していたことを知る。

第21回電撃小説大賞メディアワークス文庫賞を受賞した、北川恵海の同名ベストセラーを、福士蒼汰主演で映画化。屈託のない笑顔が似合うヤマモト（福士蒼汰）、どこまでも真面目で純粋な隆（工藤阿須加）、パワハラ上司の山上（吉田鋼太郎）などハマり役が多数。よくあるブラック企業を描いた映画ですが、物語は意外な方向に向かい、最後はホロリとさせられ、いいお話で終わります。

適応障害は、この映画で描かれているように、仕事での長時間労働、パワハラなど、ストレス源がはっきりしている場合に抑うつ状態をきたす疾患です（49ページ参照）。隆のように疲弊した人が、精神科クリニックを受診し、適応障害と診断された際、第一に環境調整が大事になります。自宅療養を行ったあと、復帰の際は仕事量の軽減、場合によっては部署異動が必要になります。薬物はあくまでも対症療法的な位置付けなので、薬物は処方されず、環境調整だけで仕事復帰を目指す人も多くみられます。

しかし、適応障害の中にこそASD、ADHDなどの発達障害が含まれており、注意が必要です。

発達障害の人はマルチタスクが苦手です。仕事内容が複雑になると、仕事がこなせなくなるため残業が増え、上司からの叱責が多くなります。また、ADHDは不注意によるミスの増加、ASDは社会的なコミュニケーションが苦手で営業職など対人スキルを要する仕事ができないことや、仕事の順番などにこだわるあまり、仕事が要領よく進まず、長時間労働となることなどから、叱責の対象となります。その場合、環境調整だけでは復帰したとしても再発の可能性があるため、発達障害に応じた適切な薬物療法やソーシャルスキルトレーニングが必要になってきます。

不安障害

アナライズ・ミー

製作年／1999年　**製作国**／アメリカ　**監督**／ハロルド・ライミス

〈あらすじ〉ニューヨークを牛耳《ぎゅうじ》るマフィアのボス、ポール（ロバート・デ・ニーロ）は、敵対組織との抗争のストレスで、時折激しいパニック発作に襲われていた。彼は気弱な精神分析医、ベン（ビリー・クリスタル）のもとを密かに訪ね、2週間後に控えたマフィアの総会までに、自分を治療してほしいと泣きつく。渋々引き受けるベンだったが、厄介にもほどがある患者に翻弄される。

不安障害を患うマフィアのボス、ポールと、精神分析医ベンのおかしな関係を描いたコメディ映画。マフィアのボス役であるデ・ニーロの泣きじゃくる演技が滑稽であり、映画「ゴッドファーザー」（1972年）の、ボス（マーロン・ブランド）が襲撃される有名なシーンのパロディを、同映画の続編でそのボス役だったデ・ニーロが演じる場面もあります。

主人公ポールの幼なじみが闘争で殺され、その報復について相談しているときに、ポールは額に汗がにじみ、顔色が悪くなり、息苦しくなって頭痛もする不安発作のために、部屋の外に飛び出します。心配した子分が救急病院に連れていきますが、心電図に異常はなく、救急医は「パニック障害」だと伝えます。

その後ポールは、以前偶然出会った精神分析医のベンに無理やり治療をたのみます。彼はカウンセリングを通じて、ポールの不安発作のカギは少年時代にあることを突き止めます。

とあるレストランで、ポールは過去の出来事に対する罪悪感を語ります。ポールが12歳のとき、そのレストランで父親が彼の目の前で殺されたのですが、ポールは殺したウェイターが怪しいことに気づいていながら、直前に父親から怒られたことで、それを父親に告げなかったことを話しました。不安発作の原因がわかり、ポールはマフィアをやめる決断をします。

不安の症状は発達障害の二次障害として付随し、とくにＡＤＨＤの不安はかなり強い場合が多いです。神経症的な不安障害として治療していたものの、実はＡＤＨＤの不安の症状が占めていたということもあります。

摂食障害

心のカルテ

製作年／2017年　**製作国**／アメリカ　**監督**／マーティ・ノクソン

〈あらすじ〉深刻な拒食症に苦しむエレン（リリー・コリンズ）は、継母のすすめで型破りなベッカム医師（キアヌ・リーブス）の診察を受け、彼が運営する若者向けのグループホームに入所する。ホームの風変わりな規則に戸惑いながらも、エレンは自分と同様に摂食障害に悩む同年代の仲間たちや医師に支えられ、自分を見つめ直していく。

主演のリリー・コリンズは10代の頃、摂食障害に苦しんでいたことを自伝で明かしています。現在は治癒していますが、その経験を踏まえて主演に抜擢《ばってき》されました。そのほか、キアヌ・リーブスが、精神科医のベッカム先生役として出演しています。

主人公のエレンは重度の拒食症を患う20代の女性です。何回もの入退院を繰り返しますが、体重は減り続ける一方でした。そのため、型破りな医師が経営するグループホームでの治療を行うことを決心します。

その過程で、エレンが複雑な家庭環境で育ったことがわかります。エレンの両親は彼女の幼少期に離婚し、現在は継母に育てられています。エレンの実母はレズビアンであり、実父はエレンのことに無関心で、家族セラピーにも参加することがありません。エレンはいわゆるトラウマ関連障害がベースにある設定になっています。

摂食障害の中の神経性無食欲症（拒食症）はＡＳＤとの関連がかなりあります（54ページ参照）。ＡＳＤのこだわりの症状として、体重を減らすことに執着すると神経性無食欲症（拒食症）となり、難治化するケースが少なくありません。

また、ＡＳＤの感覚過敏の症状、特に食べ物の食感の苦手さや、においへの過敏さが強い場合も、拒食症の症状を悪化させます。ＡＳＤの人はいわゆるグニョッとした食感の食べ物を苦手とする傾向があることを、私は臨床上で経験しています。たとえば、きのこ類や特定の野菜類などを苦手とするＡＳＤの人が多いです。

逆に神経性過食症（過食症）は、ＡＤＨＤとの関連性があります。ＡＤＨＤの衝動性との関連が深く、ADHDの治療薬によって症状が改善する場合もあります。

異食症

Swallow スワロウ

製作年／2019年　**製作国**／アメリカ・フランス合作　**監督**／カーロ・ミラベラ＝デイビス

〈あらすじ〉完璧な夫と結婚し、豪邸で暮らすハンター（ヘイリー・ベネット）。はた目には幸せそのものだが、夫はまともに話を聞いてくれず、義父母にはないがしろにされ、孤独で息苦しい日々を送っていた。待ち望まれていた妊娠を機に、さらに孤独感を深めた彼女は、ある日ふとガラス玉を口に入れ、飲み込んでしまう。そこで思わぬ多幸感を得たハンターは、さらに危険なものを飲み込みたい欲望を抑えられなくなる。

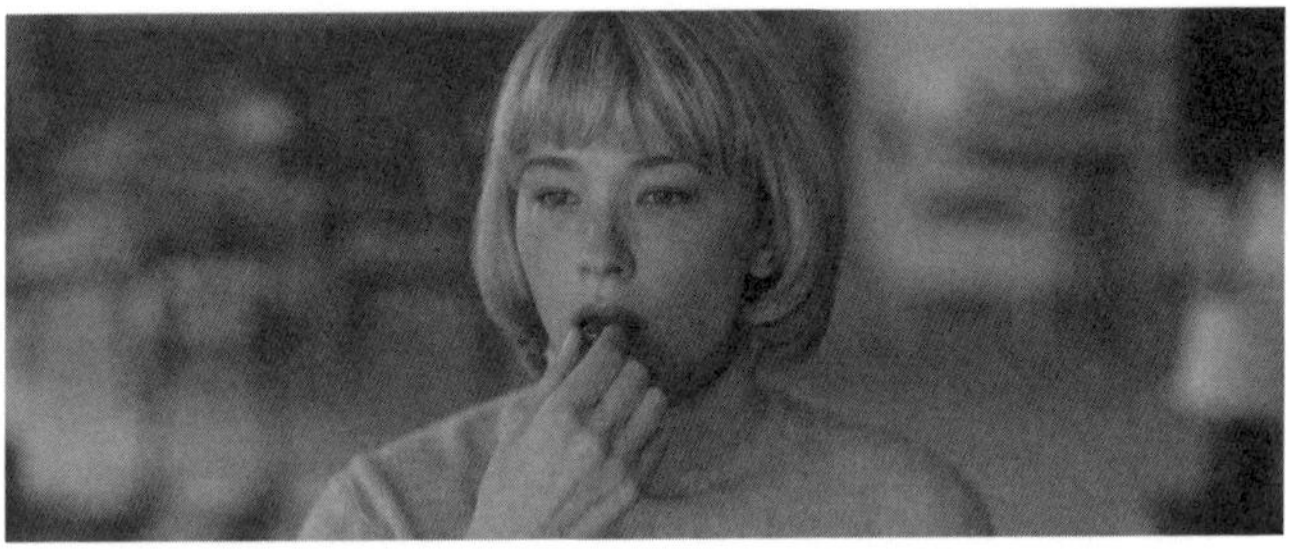

本作は食べ物ではないものを食べたり飲み込んだりする、つまり「異食症」を取り扱ったサイコスリラー映画です。米仏合作の映画であり、映画の構図や淡い色使いが特徴的で、芸術的な仕上がりになっています。

大企業の御曹司リッチーと結婚したハンターは、ニューヨーク郊外の大邸宅に住んでいます。誰もが羨ましがるような状況であり、その上妊娠が判明します。しかし、ハンターの心はいつも孤独で虚無感に満ちており、「異食症」という、一種の自傷行為に走ります。ビー玉から始まり、画鋲《がびょう》、乾電池、ドライバーと、飲み込むものがエスカレートしていきます。

この映画での「異食症」は表面上の精神症状で、ベースにはトラウマ関連障害がありそうです。ハンターはカウンセリングで、自身の母親がレイプを受けて身籠った子どもであることを話します。
父親に捨てられ、母親にはいらない子として扱われていたハンターは、自己の存在価値に常に疑問を持って生きてきたのでしょう。安定した結婚生活や安定した子育てに対して不安感に揺らぎ、自己破壊的な「異食症」という自傷行為で安定を壊したかったのかもしれません。

ハンターがカウンセラーに秘密を話すことができてから、ストーリーが急展開していきます。彼女は実父に罪を認めさせ、自己を受け入れ、ひとりで生きていくことを決意します。

前述したように、発達障害にも「異食症」が合併することがあります。ＡＳＤは食や食行動に関するこだわりにより、偏食や咀嚼《そしゃく》・嚥下《えんげ》などにおける困難をきたすことが多くあります。ＡＤＨＤの場合、衝動性の問題で「異食症」が起こることがあります（55ペー

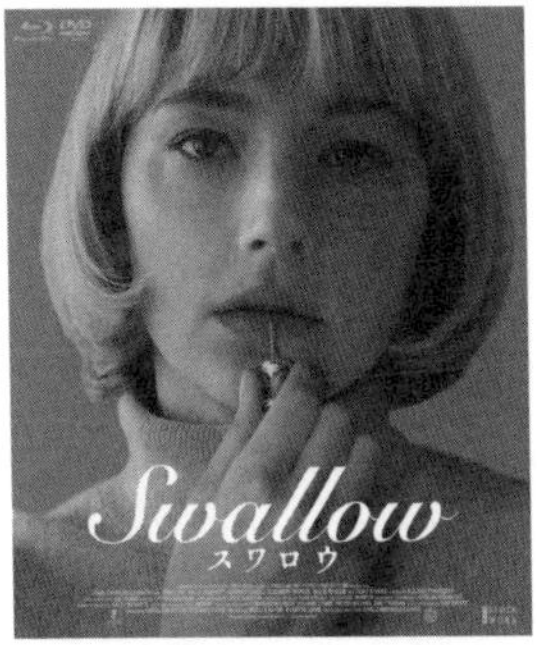

デジタル配信中／Blu-ray & DVD セット：¥5,280（税込）／発売元：クロックワークス／販売元：TC エンタテインメント

ジ参照)。

吃音症

英国王のスピーチ

製作年/2010年　**製作国**/イギリス・オーストラリア・アメリカ合作　**監督**/トム・フーパー

〈あらすじ〉幼い頃から吃音というコンプレックスを抱えている英国のアルバート王子(コリン・ファース)は、兄が王位を返上したため、国王ジョージ6世として望まぬ即位をすることに。夫を心配した妻エリザベス(ヘレナ・ボナム=カーター)は、スピーチ矯正の専門家であるライオネル(ジェフリー・ラッシュ)に夫を託す。ライオネルの独特な治療にジョージ6世は反発するが、やがてふたりの間に絆が芽生えていく。

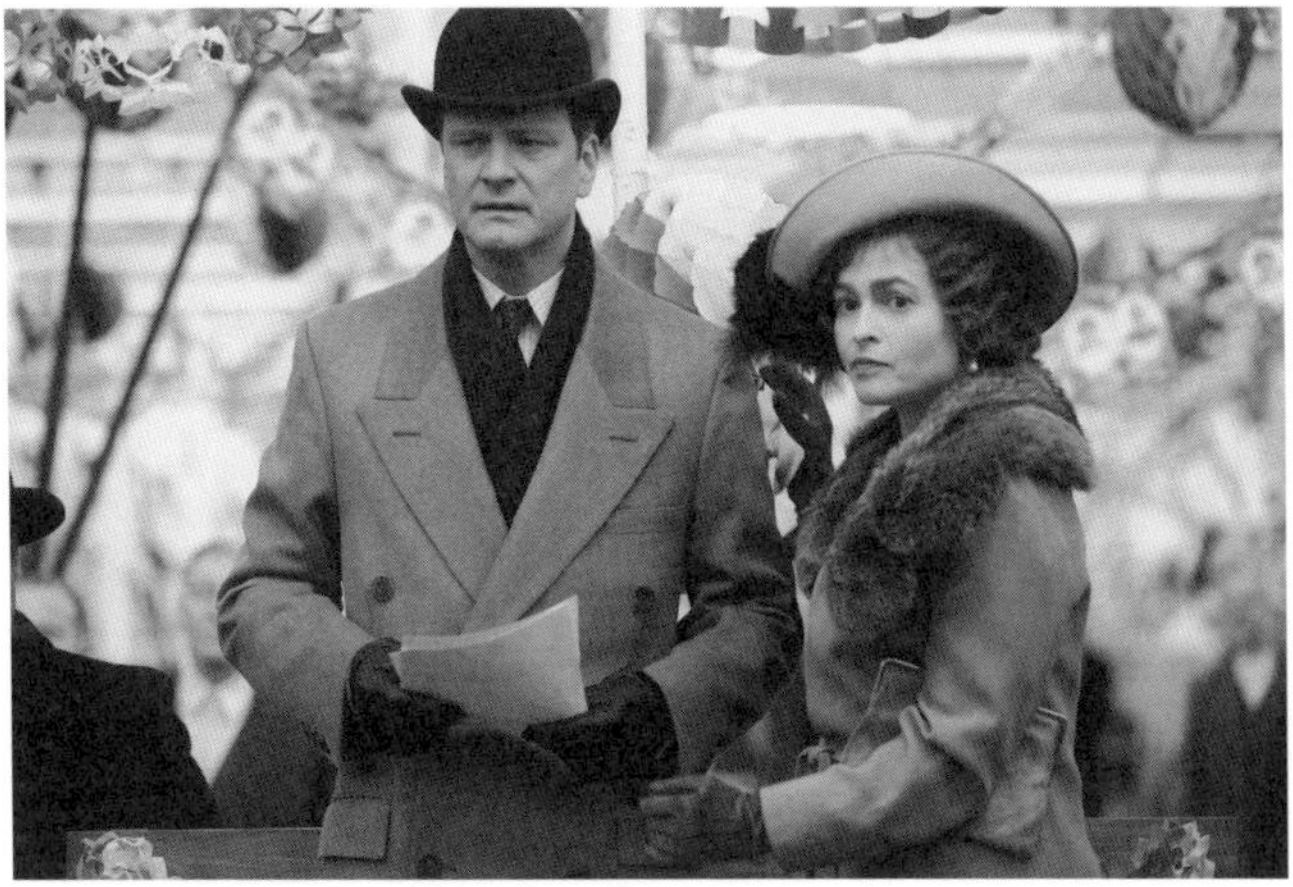

英国王とは、2022年9月に崩御されたエリザベス2世の父親のジョージ6世のことです。幼少期より吃音症を患い、成人しても続きました。1925年の大英帝国博覧会の閉会式でのジョージ6世のスピーチは、吃音症のために、聴衆にとってもご本人にとっても痛ましいものでした。

吃音症を治すために、ジョージ6世はオーストラリア人言語聴覚士のライオネル・ローグの治療を受けます。ライオネルから言語療法や呼吸法とともに、心理的アプローチが行われました。その中でジョージ6世は、右利きでないことを罰せられ矯正させられたこと、乳母からいわゆる虐待を受けていたこと、吃音を兄たちに揶揄《やゆ》されたことを打ち明けます。

ライオネルは、ジョージ6世の生い立ちへの怒りの気持ちを吐き出させようと、わざと怒らせるような心理手法を使います。みごとな治療でした。

1939年9月1日、ドイツのポーランド侵攻を受けて、英国がドイツに宣戦布告をした際、ジョージ6世が国民に向けて行ったスピーチはとても素晴らしいものでした。演説が上手なヒトラーに対して、英国民が不安にならないスピーチができて本当によかったと思います。以後、ジョージ6世とライオネルの友情は死ぬまで続いたそうです。

吃音症は、学童期に入るまでに自然治癒する割合が高いといわれていますが、ジョージ6世はもともと吃音症があった上に、虐待やいじめで成人してからも吃音症が続き、社交不安障害が合併した治りにくいパ

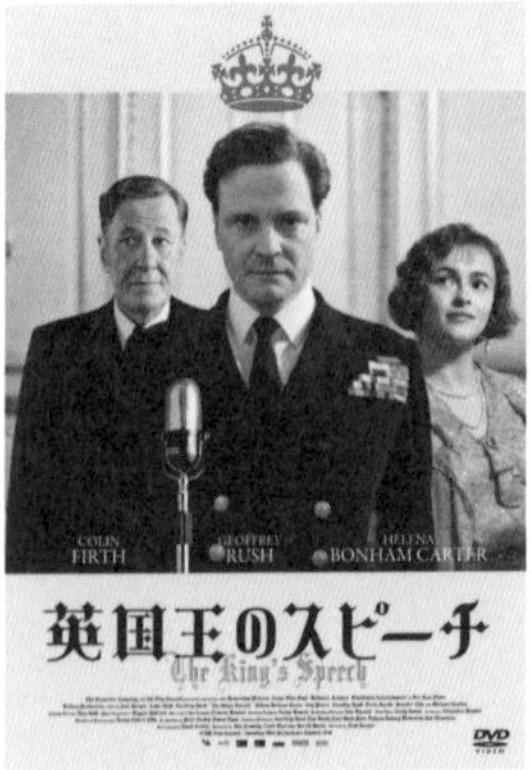

Blu-ray：¥2,200(税込)／DVD：¥1,257(税込)／発売・販売元：ギャガ

ターンに陥っていたと思われます。よい薬がない時代に治癒に向かわせたライオネルは、素晴らしい治療者でしたね。

トゥレット症候群、ADHD

アマデウス

製作年／1984年　**製作国**／アメリカ　**監督**／ミロス・フォアマン

〈あらすじ〉人々の尊敬を集める宮廷音楽家サリエリ（F・マーリー・エイブラハム）の前に現れた、天才作曲家モーツァルト（トム・ハルス）。下品で礼儀知らずなその青年こそが、神の恩寵《おんちょう》である、唯一最高の才能の主であることを理解してしまったことから、サリエリの苦悩が始まる。自らの凡庸さを思い知らされたサリエリの、モーツァルトへの激しい嫉妬が、やがて大きな悲劇へとつながっていく。

19世紀の楽聖ヴォルフガング・アマデウス・モーツァルトの半生を、彼を妬む宮廷音楽家サリエリの視点から描いた映画です。モーツァルトのオペラ「後宮からの誘拐」「フィガロの結婚」「ドン・ジョヴァンニ」「魔笛」などのハイライトシーンも見ることができるので、音楽映画としてもファンが多い作品です。

本作のミロス・フォアマン監督は「カッコーの巣の上で」（1975年）などの作品で有名ですが、チェコのプラハ出身。同地が撮影現場の本作では、首都プラハの美しい街並みも楽しめます。

映画の中でも、サリエリが嫉妬するぐらいのモーツァルトの曲の美しさと彼の天性が窺えますが、実はモーツァルトは「トゥレット症候群＋ＡＤＨＤ」の症状を併せ持っています。

モーツァルトは顔や手足が勝手に動くことがあったと言われ、運動チックがあったことが窺えます。また、映画の中のモーツァルトの高笑いが気になった方も多いかもしれません。あの高笑いは音声チックです。映画の中で彼の下品な言葉が出てきていましたが、これも音声チックです。

本作の中で、モーツァルトはアルコールを飲み過ぎる、お金を使い過ぎるなどの多動・衝動性や、部屋を片付けられないなど不注意の症状があり、ADHDの可能性があります。

ところでADHDの方に多い「マインドワンダリング」は、プラスに働くと創造力の源となることが多いことは前にも述べました（22ページ参照）。モーツァルトの創造力による作曲は後世まで影響を及ぼすほど素晴らしいものが多く、35歳で若くして亡くなったのが残念です。

著者プロフィール

竹内 リエ（たけうち りえ）

福岡大学医学部医学科卒業後、
大学病院や精神科病院、メンタルクリニックに勤務。
現在はひびきメンタルクリニック副院長。
2019年には、日本アロマ環境協会（AEAJ）、
アロマ大学のメンタルヘルス学科講師を務める。
・精神保健指定医
・日本精神神経学会専門医
・日本医師会認定産業医

大人の発達障害と映画で知る関連疾患

2024年 6 月15日　初版第 1 刷発行

著　者　竹内 リエ
発行者　瓜谷 綱延
発行所　株式会社文芸社
〒160-0022　東京都新宿区新宿1－10－1
電話　03-5369-3060（代表）
03-5369-2299（販売）

印刷所　株式会社フクイン

ISBN978-4-286-24900-1